Obstetricia VOLUMEN 2

Obstetricia VOLUMEN 2

DANIEL CÓRDOVA - GIOVANNY ROSALES - JOHANNA MEZA - REBECA MONTENEGRO - GISSEL OJEDA - KARINA PATIÑO - GINA RUIZ

IMPORTANTE

La información aquí presentada no pretende sustituir el consejo profesional en situaciones de crisis o emergencia. Para el diagnóstico y manejo de alguna condición particular es recomendable consultar un profesional acreditado. Cada uno de los artículos aquí recopilados son de exclusiva responsabilidad de sus autores.

2020 Cuevas Editores,
Diseño de Portada: Iván López
Volumen 2
ISBN 9781653000357
Impreso en Ecuador - Printed in Ecuador
Cualquier forma de reproducción, distribución, comunicación pública o
transformación de esta obra solo puede ser realizada con la
autorización de sus titulares, salvo excepción prevista por la ley.

ÍNDICE DE AUTORES

AUTORES
DANIEL SEBASTIÁN CÓRDOVA CARRILLO
Doctor en medicina por la Universidad de las Américas
Hospital de Especialidades Eugenio Espejo.
Fisiología Del Embarazo
Puerperio

GIOVANNY JAVIER ROSALES PÉREZ
Doctor en Medicina por la Universidad Central del Ecuador
Centro Clínico Quirúrgico Ambulatorio Hospital del Día IESS Chimbacalle
EMBARAZO GEMELAR
COLESTASIS DEL EMBARAZO

JOHANNA MERCEDES MEZA CALVACHE
Doctora en Medicina por la Universidad Central del Ecuador
Hospital de Especialidades de las Fuerzas Armadas del Ecuador
Corioamnionitis
Rubeola

REBECA ESTEFANÍA MONTENEGRO VELALCÁZAR
Doctora en medicina por la Universidad Central del Ecuador
Médico libre ejercicio de la profesión
Parto Prematuro
Virus de la inmunodeficiencia humana (VIH)

GISSEL JACQUELINE OJEDA OLMEDO
Doctora en Medicina por la Universidad Central del Ecuador
Hospital Pablo Arturo Suarez
Embarazo Prolongado
Citomegalovirus

KARINA ALEJANDRA PATIÑO MENCIAS
Doctora en Medicina por la Universidad Central del Ecuador
Centro de Salud Tipo B Mira
Feto Muerto o Retenido
Incompatibilidad Rh

GINA MARGARITA RUIZ TORRES
Doctora en Medicina por la Universidad Central del Ecuador
Hospital de Especialidades Carlos Andrade Marin
Hipertensión Arterial
Infección De Vías Urinarias

ÍNDICE

1. **Fisiología del embarazo**   11
   Daniel Sebastián Córdova Carrillo

2. **Control del embarazo**   35
   Andrea Stephanie Naranjo Jaramillo

3. **Atención del parto y alumbramiento**   47
   César Wilfrido Cortés Naranjo

4. **Embarazo de alto riesgo**
   4a. Restricción de crecimiento intrauterino   65
   Cristian David Lara Benalcázar
   4.b. Macrosomía.   73
   Diana Carolina Lara Cambisaca
   4c. Incompetencia cervical   81
   Leonardo Javier Mancheno Benalcazar
   4d. Ruptura prematura de membranas   89
   Mayra Valeria Maza Sarango
   4e. Corioamnionitis   103
   Johanna Mercedes Meza Calvache
   4f. Parto prematuro   119
   Rebeca Estefanía Montenegro Velalcázar
   4g. Embarazo prolongado   131
   Gissel Jacqueline Ojeda Olmedo
   4h. Feto muerto o retenido.   143
   Karina Alejandra Patiño Mencias
   4i. Embarazo gemelar   155
   Javier Giovanny Rosales Pérez

5. **Enfermedad materna preexistente**
   5a. Hipertensión arterial   171
   Gina Margarita Ruiz Torres

6. **Puerperio**   183
   Daniel Sebastián Córdova Carrillo

7.	**Infecciones perinatales**	
	7a. Sífilis	211
	Andrea Stephanie Naranjo Jaramillo	
	7b. Estreptococo Betahemolítico del grupo B	221
	Cèsar Wilfrido Cortés Naranjo	
	7c. Toxoplasmosis	233
	Cristian David Lara Benalcázar	
	7d. Herpes Simple	241
	Diana carolina Lara Cambisaca	
	7e. Hepatitis aguda viral	255
	Leonardo Javier Mancheno Benalcázar	
	7f. Citomegalovirus	267
	Gissel Jacqueline Ojeda Olmedo	
	7g. Virus de la inmunodeficiencia humana (VIH)	279
	Rebeca Estefania Montenegro Velalcázar	
	7h. Rubeola	293
	Johanna Mercedes Meza Calvache	
8.	**Enfermedades que pueden complicar la gestación**	
	8a. Incompatibilidad Rh	305
	Karina Alejandra Patiño Mencias	
	8.b Colestasis del embarazo	315
	Javier Giovanny Rosales Pérez	
	8c. Infección de vías urinarias	325
	Gina Margarita Ruiz Torres	

CAPÍTULO 4e

CORIOAMNIONITIS
Johanna Mercedes Meza Calvache

Introducción:

La corioamnionitis es una invasión microbiana causando la inflamación o infección en la cavidad amniótica, membranas ovulares, líquido amniótico, cordón umbilical que afectan al feto y a la madre. (Gibbs Rs, Progress in pathogenesis and management of clinical, 2019).

Se Diagnostica por Criterios Clínicos que constituyen un riesgo detallados en la Figura 1: (Gibbs Rs, Progress in pathogenesis and management of clinical, 2019)

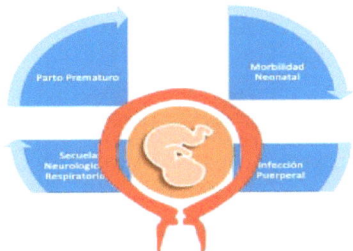

Fisiopatología:

Se considera que la corioamnionitis es una infección polimicrobiana, causada por la combinación de microorganismos que se encuentran en la microbiota vaginal. (E Müller, 2013).

Los gérmenes más frecuentes aislados en líquido amniótico, en pacientes con parto prematuro, con o sin Ruptura Prematura de Membranas son:

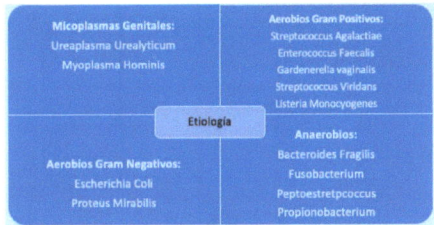

Tabla 1 Clasificación de Microorganismos que provocan corioamnionitis (E Müller, 2013)

- Los cuales alcanzan primero el espacio coriodecidual y posterior cruzan las membranas intactas hacia el líquido amniótico, produciendo una respuesta inflamatoria y la liberación de citoquinas maternas y fetales que inducen la migración de leucocitos, de prostaglandinas e interleuquinas IL1 ,IL6, FNT alfa, IL 8 ,activando la actividad proteolítica (proteasas) y las colagenasas que son los responsables de la RPM y del parto pretérmino. (Letti Muller AL, 2015)

- La elevación de los niveles de IL1 en líquido amniótico es el mejor predictor de extensión vascular de la corioamnionitis, y altos niveles de FNT alfa es predictor de sepsis neonatal. (E Müller, 2013).

- La infección intrauterina involucra el sistema de células T ya que se ha investigado que en muestras de cordón de neonatos con infección revelan células CD3+ productoras de Interferón Gamma. (Letti Muller AL, 2015).

- La respuesta inflamatoria involucra además la presencia de fagocitos, los cuales se activan por lipopolisacáridos, especialmente por aquellos unidos a proteínas presentes en líquido amniótico. (E Müller, 2013)

- Los neutrófilos y los monocitos tienen ciertas peculiaridades responsables en la falla de la expresión normal de glicoproteínas de superficie, especialmente selectina L y CR3, lo que lleva a una adherencia y activación anormal de los antígenos de superficie de los neutrófilos.

- Las interacciones entre las citoquinas y los fagocitos pueden comprobarse por la producción de radicales libres y otros productos de la activación de fagocitos, los cuales pueden estar involucrados en el daño tisular de varios órganos.

- Otra consecuencia importante de la infección intraamniótica y la respuesta inflamatoria es la inducción de metaloproteinasas, estas pertenecen a una familia de enzimas dependientes de zinc capaces de degradar componentes de la matriz extracelular encontradas en el tapón mucoso del cervix. (Letti Muller AL, 2015)

- Se han relacionado con la remodelación bajo condiciones patológicas. Algunas, como MMP-7 Y MMP-9, en el útero, el amnios y el corion, junto con sus inhibidores. Concentraciones elevadas de MMP-7 (producida por

- los macrófagos en respuesta a los lipopolisacáridos y citoquinas) y MMP-9 se han observado durante la invasión microbiana de la cavidad amniótica en gestaciones pretérmino (E Müller, 2013).

La MMP-8, conocida también como colagenasa II, se ha encontrado en el líquido amniótico durante la invasión microbiana y se considera un potente predictor de infección intraamniótica además un indicador de la condición neonatal dado que sus niveles altos se han asociado con pobres resultados perinatales (E Müller, 2013)

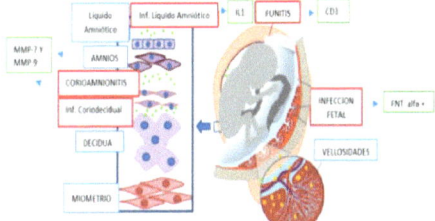

Figura 2
Vías de Infección Respuesta Inflamatoria. (E Müller, 2013).

La Respuesta Inflamatoria se detalla en la figura 3 desde el inicio de la infección cuando ingresan los microorganismos estimulando los macrófagos, presentando leucocitosis hasta la Ruptura prematura de Membranas:

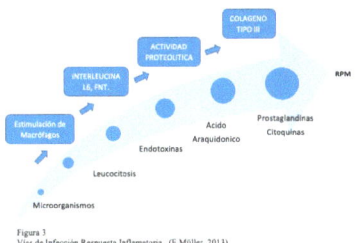

Figura 3
Vías de Infección Respuesta Inflamatoria. (E Müller, 2013).

Las vías de infección intraamniótica son cuatro detalladas en la figura 4, la más importante y común es el ascenso de bacterias de la microbiota vaginal, la cual se presenta en casos de ruptura de membranas y en pocos casos sin ruptura de membranas.

VIAS DE INFECCION:

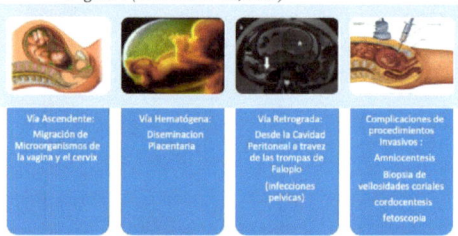

Figura 4 (Letti Muller AL, 2015)

Clasificación según el compromiso Topográfico se pueden clasificar en:

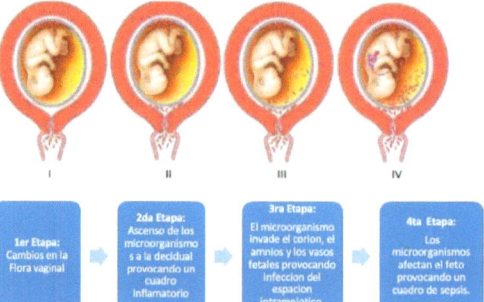

Figura 5. Etapas de la Infección intraamniótica por vía ascendente (Obstetricia y Ginecología de Kim 2015).

Diagnóstico:

Manifestaciones clínicas más frecuentes se observa Figura 7 (Letti Muller AL, 2015):

Criterios expuestos por Gibbs
Dos o más criterios menores:

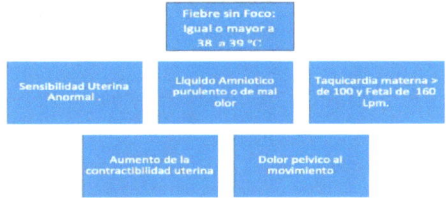

Figura 6 Criterios Gibbs.

Manifestaciones Subclínicas:
La infección intraamniótica puede ser subclínica y relativamente asintomática.

Se puede confirmar la sospecha con el estudio de Amniocentesis toma de muestra del líquido amniótico en ausencia de signos clínicos y que se caracteriza por los siguientes criterios Bioquímicos:

Nivel bajo de Glucosa: < 15 mg y detención de la glucosa en líquido amniótico <5mg/ml

La tinción de Gram: Positiva > 10 microorganismos /ml (no identifica Mycoplasma, Ureoplasma y clamydia)

Leucocitosis en líquido Amniótico > 50 células /mm3 o más de 5 por campo.

Deshidrogenasa Láctica: altamente especifico > de 400 u/L en líquido amniótico

Se considera al cultivo de líquido amniótico el Gold estándar para el diagnóstico de corioamnionitis subclínica, aunque su principal desventaja es el tiempo prolongado para la obtención del resultado (Letti Muller AL, 2015)

Exámenes de Laboratorio:
Proteína C Reactiva: es un marcador producido por el hígado como una proteína de fase aguda en respuesta a la síntesis de la IL6 la prueba de Tamizaje mayores de 8 mg/L puede predecir sepsis neonatal temprana y funisitis (Yanowitz TD, 2016).

Metalo proteinasa de matriz (MMP-9): En la infección ovular ,productos bacterianos pueden estimular las prostaglandinas principalmente la PGE2 conduce la activación de la metaloproteinas de matriz MMP tipo 9 en corion y amnios , que son proteasas con acción catalítica participando en la degradación del colágeno de la membrana corioamniótica (Yanowitz TD, 2016).

Interleucina 6 y 10 : son los biomarcadores inflamatorios más importantes para predecir la invasión microbiana en la cavidad intraanmiotica con una sensibilidad 87% y especificidad del 89.5% (Yanowitz TD, 2016).

Biometría Hemática: Leucocitosis materna mayor de 15.000 con desviación a la izquierda y con neutrofilia o Leucopenia menor de 4.000.

Velocidad de Sedimentación (VSG) se obtiene mayor 60mm

Esterasa leucocitaria: se incrementa en presencia de infección intraamniotica debido a la actividad de los leucocitos polimorfomucleares (Yanowitz TD, 2016).

Procalcitonina PCT : Se produce fisiológicamente por las células C de la prohormona de la Glándula Tiroides, en los monocitos, células renales, pancreáticas , tejido adiposo y hepatocitos en respuesta de las endotoxinas y citoquinas producidas por la infección (Yanowitz TD, 2016).

Hemocultivo: Suele ser positivo en el 10 % de los casos y tarda 48 horas. (Yanowitz TD, 2016).

Diagnostico Histológico:
Se observa el amnios en la parte superior de la imagen que está compuesto por un epitelio simple y una capa de tejido conectivo eosinofilico.

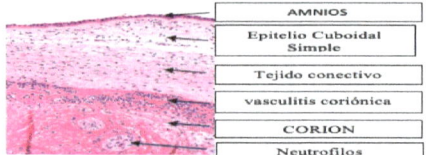

Figura 7 Micrografia mostrando corioamnionitis (Yanowitz TD, 2016).

Se define histológicamente la respuesta inflamatoria por la presencia de neutrófilos dentro de las paredes musculares de las venas y arterias formando una placa coriónica denominada vasculitis coriónica y del cordón umbilical funitis . (Letti Muller AL, 2015).

Marcadores Ecográficos:

El ultrasonido es una alternativa útil para considerar el diagnóstico de infección fetal, especialmente la corioamnionitits con curso subclínico.

El estudio de estos marcadores ecográficos se basa en la respuesta inflamatoria fetal a la noxa infecciosa que se refleja en las manifestaciones a nivel del sistema hematopoyético, glándulas suprarrenales, el timo, el corazón, el encéfalo, los riñones, los pulmones y la piel fetal. (Gibbs Rs, Progress in pathogenesis and management of clinical, 2019).

Entre los marcadores encontramos:
El acortamiento cervical:

La invasión microbiana en el espacio corio-decidual va a desencadenar la síntesis y liberación de sustancias vasoactivas que causan el acortamiento de la longitud cervical detectado por ultrasonografía transvaginal puede ser un método de diagnóstico no invasivo para determinar la presencia de infección o inflamación intraamniótica.

Un cérvix corto, definido como aquel menor de 25 mm de longitud, asociado a la presencia de citoquinas inflamatorias como consecuencia del ascenso de bacterias a nivel intrauterino, inflamación intrauterina e infección intraamniótica da como resultado parto pretérmino y ruptura prematura de membranas. (Gibbs Rs, Progress in pathogenesis and management of clinical, 2019).

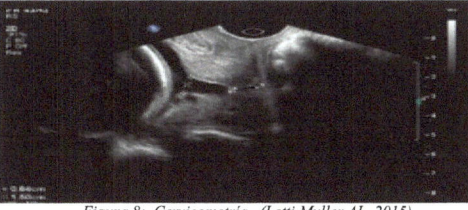

Figura 8: Cervicometría (Letti Muller AL, 2015)

La presencia de Sludge:

El término "sludge" se define como la presencia de material particulado ecogénico contenido en la bolsa amniótica visualizado al realizar la cervicometría

(figuras A9, B10, C11).

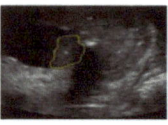
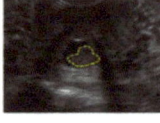
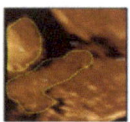

Figura A09
Corte sagital

Figura B10
Corte Trasversal

Figura C 11
Ecografía 3D

La presencia de "sludge" se comporta como un factor de riesgo independiente para parto pretérmino, ruptura prematura de membranas ovulares además de alto riesgo de corioamnionitis clínica y corioamnionitis histológica en pacientes asintomáticas con alto riesgo para parto pretérmino. (Gibbs Rs, Progress in pathogenesis and management of clinical, 2019)

Oligohidramnios:

El oligohidramnios se define como la presencia de una cantidad de líquido amniótico menor o igual a 5 cm, al evaluar el índice de líquido amniótico en la técnica de cuatro cuadrantes, o por debajo del percentil 5 para la edad gestacional (Letti Muller AL, 2015).

Con la instauración del síndrome de respuesta inflamatoria fetal hay compromiso del flujo sanguíneo renal del feto que lleva a la disminución de la producción de orina fetal y a la disminución del índice de líquido amniótico, se considera que el oligohidramnios es un marcador de infección fetal y su relación con infección intraamniótica (Yanowitz TD, 2016) .

La asociación de oligohidramnios e infección intraamniótica aumenta el riesgo de parto pretérmino dentro de las primeras 48 horas, y es un marcador de resultado adverso perinatal y terminación de la gestación. (Letti Muller AL, 2015)

Se cataloga como un mal predictor para manejo expectante en ruptura prematura de membranas ovulares pretérmino, se ha utilizado como una herramienta para predecir infección intraamniótica, compromiso fetal y la decisión de la

terminación del embarazo

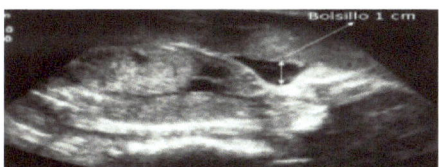

Figura 12 Oligoamnios (Letti Muller AL, 2015)

Involución del timo:
El timo es una glándula importante para la maduración del sistema inmune fetal. Normalmente esta glándula se involuciona con la edad.

Se ha observado que tanto en fetos como en neonatos esta involución puede darse de forma aguda en respuesta a cualquier estrés agudo como la desnutrición y la sepsis.

Esta involución es la consecuencia del efecto apoptótico de los corticoides sobre los linfocitos de la médula y la corteza debido a que el estrés conlleva la activación del eje hipotálamo-hipófisis-suprarrenal. (Letti Muller AL, 2015)

La involución del timo hace parte de la disfunción orgánica observada en fetos comprometidos con infección intraamniótica; este signo se ha documentado en fetos con parto pretérmino, corioamnionitis clínica y ruptura prematura de membranas ovulares pretérmino. Por eso se propone la evaluación del tamaño del timo como un marcador ecográfico de infección fetal in utero. (Letti Muller AL, 2015)

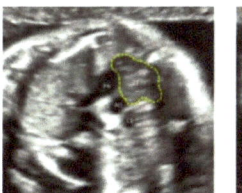 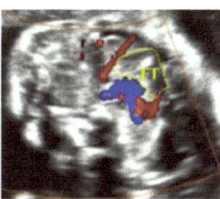

Figura 13 Se observa el Timo (Yanowitz TD, 2016)

Disfunción miocárdica e infección fetal:
El corazón fetal es uno de los órganos afectados durante la disfunción orgánica que se presenta con el síndrome de respuesta inflamatoria fetal secundaria a infección intraamniótica (Letti Muller AL, 2015).

Se observa una redistribución de la circulación arterial como mecanismo secundario para preservar el flujo sanguíneo cerebral ante una disminución del gasto cardiaco.

Los fetos incapaces de cambiar la compliance cardiaca no logran mantener un adecuado volumen de latido llevando a hipoperfusión cerebral con hipotensión e isquemia cerebral in utero, favoreciendo el desarrollo de leucomalacia periventricular.

El índice de Tei, o índice de rendimiento miocárdico, es un índice Doppler no invasivo para evaluar la función sistólica y diastólica fetal. Consiste en la relación entre la duración del periodo isovolumétrico (contracción y relajación) y la duración del periodo de eyección en el ventrículo izquierdo fetal. (Letti Muller AL, 2015)

Este índice es usado para evaluar la disfunción ventricular en fetos con restricción de crecimiento e infección (figura 4). En el año 2004 Romero encontró aumento de la compliance del ventrículo izquierdo en fetos con ruptura prematura de membranas ovulares pretérmino e infección intraamniótica. (Letti Muller AL, 2015)

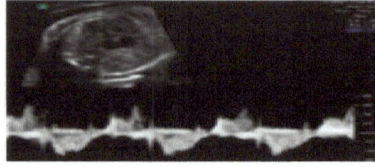

Figura 14 Disfunción Ventricular

PERFIL BIOFÍSICO FETAL (PBF):
El PBF es una evaluación ecográfica de cinco variables biofísicos
Agudos:
- Movimientos Respiratorios
- Movimientos Corporales

- Tono
- Registro Basal no estresante

Crónicos:
- Líquido Amniótico

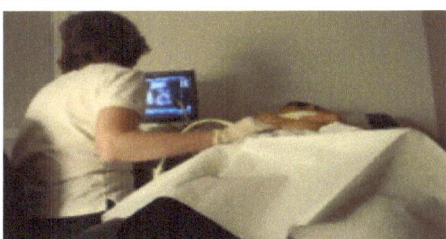

Figura 15 (Yanowitz TD, 2016)

La puntuación menor o igual a 7, cuya realización haya sido en las 24 horas previas a la interrupción del embarazo, es un factor predictivo de sepsis neonatal. Entre más variables estén comprometidas, mayor correlación con la infección fetal Figura 4 (Letti Muller AL, 2015).

Es un test originalmente desarrollado por Manning en 1980 para detectar compromiso del estado fetal durante la insuficiencia útero-placentaria. El objetivo primario del PBF es detectar tempranamente la hipoxia fetal ante parto para evitar el daño permanente resultante de la asfixia fetal y reducir la muerte fetal in utero.

El PBF se empezó a usar en el manejo de las pacientes con ruptura prematura de membranas ovulares pretérmino para diagnosticar la infección intraamniótica subclínica y disminuir el riesgo de infección fetal. (Gibbs Rs, Progress in pathogenesis and management of clinical, 2019)

Los cambios del PBF en infección intraamniótica, son: disminución de movimientos respiratorios fetales, disminución de movimientos fetales y oligohidramnios (Letti Muller AL, 2015)

Lo que queda claro hasta la fecha es que el PBF permite descartar de manera fiable la ausencia de infección, pero solo en las 24 horas posteriores al test y previas al parto, y que la presencia de movimientos respiratorios fetales predice la ausencia de infección en fetos con ruptura prematura de membranas ovulares pretérmino, pero su ausencia no se correlaciona fiablemente con la presencia de infección intraamniótica. (Yanowitz TD, 2016)

Tratamiento Antibiótico:

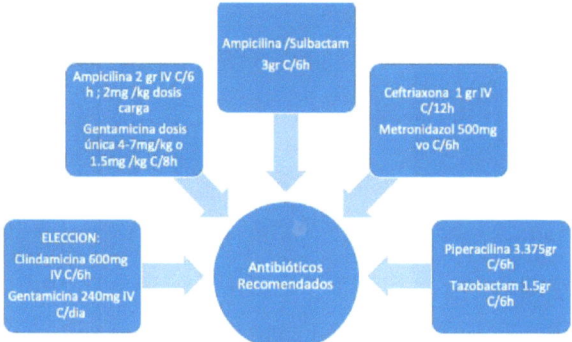

Figura 16 Antibióticos (Yanowitz TD, 2016)

Finalización de la gestación: independiente de la edad gestacional, la interrupción por parto vaginal es la más aconsejable si se encuentra entre las 4 a 6 horas, ya que la cesárea aumenta el riesgo de infección puerperal en la madre, pero es necesario si el parto vaginal es prolongado. (Gibbs Rs, Progress in pathogenesis and management of clinical, 2019)

Complicaciones: La corioamnionitis puede producir ruptura prematura de membranas y partos pretérmino antes de las 30 semanas de gestación en la mitad de los casos y producir las siguientes complicaciones tanto fetales como maternas detalladas en la Figura 16 (Yanowitz TD, 2016):

Obstetricia

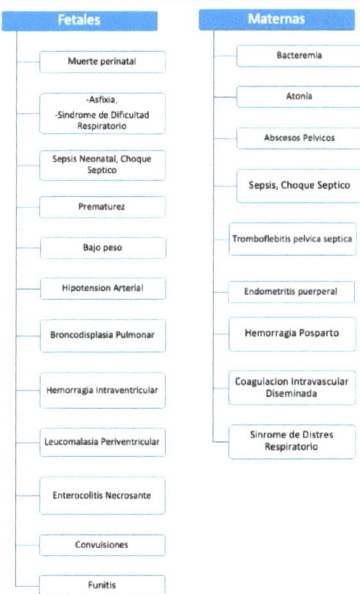

Figura 18: Complicaciones tanto fetales como maternas en la infección de las membranas ovulares. (Yanowitz TD, 2016)

BIBLIOGRAFÍA

1. Arreaza M, R. J. (2018). *Síndrome de Respuesta Inflamatoria Fetal (FIRS): adaptación cardiovascular. Rev Colomb Obstet Ginecol.*
2. Bracci R, B. G. (2015). *Chorioamnionitis: A Risk Factor for Fetal and Neonatal Morbidity. Biology of the Neonate.*
3. E Müller, A. C. (2013). *Obstetricia integral Siglo XXI destruyen la matriz extracelular.*
4. Gibbs Rs, D. P. (2019). *Progress in pathogenesis and management of clinical.*
5. Letti Muller AL, B. P. (2015). *Magalhaes JA. Tei index to assess fetal cardiac performance in fetuses at risk for fetal inflammatory response syndrome. Ultrasound Obstet Gynecol .*
6. Yanowitz TD, J. J. (2016). *Hemodynamic disturbances in premature infants born after chorioamnionitis: association with cord blood cytokine .*

CAPÍTULO 4f

PARTO PREMATURO
Rebeca Estefania Montenegro Velalcázar

Vía final de una serie de procesos fisiopatológicos diferentes. El parto espontáneo representa las 2/3 partes de PPT. Su prevención puede ser primaria o secundaria, y se centra básicamente en la predicción. La mejor predicción se realiza mediante calculadoras de riesgo que combinan factores de historia clínica, longitud cervical y fibronectina fetal. (Huertas 2018). La OMS define al parto prematuro como aquel nacimiento de niño nacido vivo ocurrido entre las 22 y las 36, 6 semanas de gestación.

Epidemiología
Cada año nacen alrededor de 15 millones de niños prematuros (antes de que se cumplan las 37 semanas de gestación), es decir, más de uno en 10 nacimientos. (OMS 2017). Tiene una incidencia entre 7-10% y es la principal causa de morbimortalidad perinatal, excluyendo las malformaciones congénitas.

Etiología
Actualmente se considera al parto prematuro (específicamente el parto prematuro espontáneo) como un síndrome, es decir, una condición causada por múltiples etiologías, cuya última expresión son las contracciones uterinas y la dilatación cervical, iniciadas antes de las 37 semanas de gestación. Se han identificado las siguientes causas: infección intra-amniótica, isquemia útero-placentaria, disfunción cervical, sobre distensión uterina, factores inmunológicos, hormonales, stress y alergia.

Factores de riesgo:
- Parto pretérmino previo (riesgo 1,5 a 2 veces mayor).
- Antecedente(s) de feto(s) mueto(s).
- Antecedente(s) de rotura prematura de membranas pretérmino.
- Antecedente de aborto en segundo trimestre (> 17 semanas).
- Embarazo doble o múltiple.
- Polihidramnios.
- Antecedentes de cirugías cervical (conización y procedimientos de escisión electroquirúrgica en asa "LEEP").
- Sangrado vaginal durante el primer trimestre.
- Obesidad (sangrado vaginal en primer trimestre en mujeres obesas aumenta el riesgo de parto pretérmino hasta 7 veces).
- Infecciones del tracto urinario, tracto genital y enfermedad periodontal.
- Factores uterinos: malformaciones, miomatosis, incompetencia ístmico-cervical.
- Infecciones de transmisión fetal.

- Factores demográficos, por ejemplo, mujeres de raza negra.
- Edad materna < 18 o > 40 años.
- Tabaquismo, alcoholismo y abuso de sustancias tóxicas.
- Bajo peso materno preconcepcional, fumar, abuso de sustancias y periodo intergenesico corto.
- Reproducción asistida (embarazo único o múltiple).
- Intervenciones quirúrgicas durante el embarazo.
- Las causas se han agrupado en 3 grupos:
- Ruptura prematura de membranas (28%)
- Iátrogénico (33%)
- Ideopático (39%)

La evidencia sugiere que existen 4 procesos primarios que desencadenan un parto prematuro:

1. Activación prematura de el eje hipotálamo-hipófisis-adrenal materno o fetal: puede activarse consecuentemente a situaciones de estrés mayor, tanto emocional como físico.
2. Infección o respuesta inflamatoria exagerada: infección del tracto urinario, flora bacteriana vaginal anormal, enfermedad periodontal o corioamnionitis.
3. Hemorragia decidual: puede manifestarse como sangrado transvaginal o ser oculta, produciendo un hematoma retroplacentario. Además, a menudo se acompaña también de un proceso inflamatorio.
4. Distensión uterina patológica: puede deberse a gesta múltiple, polihidramnios u otras condiciones. Llevando al estiramiento de las uniones en hendidura lo cual conlleva a un aumento de receptores de oxitocina, citoquinas proinflamatorias y prostaglandinas.

Diagnóstico
Determinación de edad gestacional
Es un aspecto central de mayor importancia para la evaluación de la situación clínica en el momento de toma de desiciones, especialmente en límites de viabilidad. La estimación de edad gestacional se basa generalmente en la fecha de última menstruación.

La certeza de la edad gestacional por ecografía es máxima en el primer trimestre y va disminuyendo con la edad gestacional. Tabla 1

Parámetros	Características
Fecha de última menstruación (FUM)	Si coincide con primera ecografía
Primera ecografía	Idealmente durante el primer trimestre (long. céfalo-caudal a las 10 – 13 semanas). Segundo trimestre: antes de las 20 semanas.
Examen físico del recién nacido	

Elaborado por la autora

Amenaza de parto prematuro
El diagnóstico se basa en una adecuada anamnesis, examen clínico-obtétrico y en el examen vaginal.

El diagnóstico clínico se basa en:
    a. Presencia de contracciones uterinas:
- Con frecuencia de 1 cada 10 minutos, de 30-50 segundos de duración palpatoria.
- Que se mantengan dentro de un periodo de 60 minutos.

    b. Modificaciones cervicales:
- Borramiento del cuello uterino del 50% o menor.
- Dilatación cervical igual o menor a 3 cm.
- Todo lo detallado en una edad gestacional comprendida entre 22 y 36,6 semanas.

Prevención de parto prematuro
Prevención primaria: Todas aquellas acciones que se realicen a fin de eliminar o disminuir factores de riesgo en la población general sin antecedentes de nacimiento pretérmino. Se desarrolla en etapa preconcepcional o en el embarazo.
Prevención secundaria: Acciones tempranas de diagnóstico y prevención de enfermedades recurrentes en personas con riesgo demostrado.
Prevención terciaria: Acciones destinadas a reducir la morbilidad y la mortalidad después de que se ha producido el daño. Es decir, una vez que se ha descencadenado una amenaza de parto prematuro o un trabajo de parto pretérmino.

Prevención Primaria
Marcadores de riesgo de parto prematuro
1. Medición ultrasonográfica de la longitud del cuello uterino. Tabla 1

- Cervix corto, es decir, menor a 15 mm, se concidera un fuerte predictor de parto prematuro con un valor predictivo positivo de 50% en los 7 días siguientes al examen.
- Cervix largo, mayor a 30 mm de longitud, posee valor predictivo negativo de 95% en la siguiente semana.

2. Determinación de fibronectina fetal en secreción vaginal:
   - Fibronectina fetal es un componente de la matríz extracelular. Presente normalmente durante las primeras 20 semanas de gestación para posteriormente desaparecer y reaparecer días previos al parto. Si existe un resultado positivo para fibronectina en el período durante el cual no es detectable, el resultado sugiere activación decidual y es predictor de parto prematuro.
   - El valor de corte para fibronectina es 50 mcg/dl. Por lo que un resultado positivo (> 50 mcg/dl) a partir de las 22 semanas se asocia con un riesgo tres veces mayor de parto pretérmino antes de las 37 semanas.

Tabla 1. Criterios ecográficos de riesgo de Parto Prematuro

Longitud cervical	< 25 mm	Antes de las 28 semanas
	< 20 mm	Entre las 28 y 31,6 semanas
	< 15 mm	A las 32 semanas o más

Elaborado por la autora

Progestágenos

Es evidente que la caída en los niveles de progesterona prepara el útero para la acción de los agentes uterotónicos, las prostaglandinas, oxitocina, elongación de la musculatura uterina, feto y el estradiol, favorecen la contracción. La progesterona debe antagonizar estos efectos.

Entre las propiedades farmacológicas de la progesterona está disminuir los receptores de estrógenos, inhibir la síntesis de receptor de oxitocina, promover la síntesis de receptores beta adrenérgicos, disminuir liberación de calcio citoplasmático, incrementar el calcio en el retículo sarcoplasmatico además de tener propiedades antiinflamatorias.

En mujeres con embarazo único con antecedentes de embarazo único pretérmino previo, se debe iniciar suplementación con progesterona iniciando en semana 16 a

24 para reducir el riesgo de parto pretérmino recurrente. Las inyecciones de 17-alfa caproato de hodroxiprogesterona disminuyen el riesgo de prematuridad recurrente un aproximadamente un tercio de pacientes.

Se ha observado que en mujeres con embarazo único sin antecedentes de parto pretérmino y cervix corto, se benefician del uso de progesterona para prevenir el parto pretérmino antes de las 33 semanas.

En caso de embarazo múltiple, no se recomienda el uso de progesterona, ya que no existe evidencia de reducción de la incidencia de partos premtérmino.
No hay evidencia suficiente para estimar el valor de la progesterona por cualquier vía en mujeres con embarazo múltiple. (Nivel de Evidencia Ia, Recomendación A). (Obstet Gynecol 2008)

Prevención Secundaria
Tocolíticos
La tocólisis profiláctica solo debería considerarse en los casos en que se requiera postergar el parto 24-48 horas para facilitar la maduración pulmonar fetal y el traslado a un centro de mayor complejidad en embarazos < 34 semanas.

De todos los tocolíticos, los que menos efectos secundarios tienen son los antagonistas de la oxitocina (atosiban) y los antagonistas del calcio (nifedipino). El nifedipino y el atosiban tienen una eficacia comparable para prolongar la gestación durante las primeras 48 horas y hasta los 7 días, si bien en el único estudio randomizado publicado en que se comparan ambos tocolíticos, la tasa de efectos secundarios fue mayor con el nifedipino que con el atosiban.

El nifedipino se asocia con una reducción en el riesgo de parto en los siguientes 7 días al inicio del tratamiento y antes de las 34 semanas, así como con un mejor resultado neonatal con menor riesgo de complicaciones asociadas a la prematuridad.

Bloqueantes cálcicos: Nifedipina
Su mecanismo de acción está dado por un bloqueo del ingreso del Calcio a nivel de la membrana celular en decidua, miometrio y consecuentemente, a la disminución de calcio libre (ionizado) intracelular, impidiendo la contractilidad de la fibra miometrial.
Administración vía oral, rápida obsorción por mucosa gastrointestinal, vida media

de 80 minutos y duración de acción de aproximadamente 6 horas.

- Inicio: 10 a 20 mg VO. Reiterar cada 15 a 20 minutos, si no han cedido las contracciones. Dosis máxima durante las primeras horas: 60 mg.
- Mantenimiento: 10 a 20 mg/ 6 a 8 horas, espaciando las tomas de acuerdo al cese de las contracciones uterinas.
- Dosis máxima total: 160 mg/día.
- Duración del tratamiento: hasta máximo de 48 horas.

Alternativa tocolisis primera línea: Atosiban, dosis de carga 6,75 mg IV en bolo. Luego se administra infusión continua a 300 ug/min durante las siguientes 3 horas y posteriormente a 100 ug/min por 45 horas más.

Tocólisis de segunda línea: Fenoterol, inicia con una dosis de 1,5 ug/min y aumenta según respuesta clínica, dosis máxima 2,5 ug/min.

Maduración pulmonar
Glucocorticoides

Se realizará en todo embarazo con Amenaza de Parto Pretérmino, o ante una indicación de anticipar el nacimiento por causa materna o fetal, entre las 24 y 34 semanas o ante un resultado de análisis de líquido amniótico por amniocentesis que informe inmadurez pulmonar en embarazos mayores a 34 semanas. (Greentop Guideline no 7. 2010)

La Organización Mundial de la Salud (OMS) recomienda el uso de corticoides prenatales como una intervención prioritaria para disminuir la morbimortalidad de los pretérminos.

El nacimiento prematuro trae como consecuencia un aumento en la morbilidad, siendo sus secuelas a corto y largo plazo: enfermedad de membrana hialina, hemorragia intra- ventricular, enterocolitis necrotizante, retinopatía, ductus arterioso persistente, sepsis, displasia broncopulmonar, discapacidad neurológica incluyendo parálisis cerebral. (Blencowe et al. Reproductive Health 2013).

Los corticoides prenatales disminuyen la morbimortalidad de este grupo etario, reduciendo días de internación y costos en salud.

Cuando se considera el riesgo de nacimiento como inminente, dentro de los próximos siete días, se debe iniciar los glucocorticoides para la inducción de la maduración pulmonar fetal.

Se recomiendan las siguientes drogas y esquema de aplicación:

- Betametasona:
  Una ampolla de 12 mg (contiene 6 mg de fosfato + 6 mg de acetato) IM cada 24 horas; dos dosis (24 mg).
- Dexametasona:
  Una ampolla de 6 mg intramuscular cada 12 horas; 4 dosis (24 mg).

El beneficio inicial de la terapia corticoidea ocurre a las 8 horas de administrada la primera dosis, y el máximo beneficio a las 48 horas de aplicada la primera dosis.

Protección Neurológica
Sulfato de Magnesio
Según la evidencia, no se han encontrado beneficios con el uso de esta droga como tocolítico. La importancia de su uso radica como neuroprotector fetal ante la inminencia del parto prematuro, tanto en embarazos simples como múltiples, antes de las 32 semanas reduciría en un 30-40% el riesgo de parálisis cerebral y disfunción motora gruesa a corto plazo.

Antibióticos profilácticos
Las mujeres con RPM pretérmino y un feto viable que son candidatas para la profilaxis de infección con estreptococo del grupo B intraparto (GBS), deben recibir profilaxis de GBS intraparto para prevenir la transmisión vertical, independientemente de los tratamientos anteriores.

Se debe emplear antibióticos cuando la atención de parto pretérmino se acompaña de rotura prematura de membranas o existe una patología asociada que requiera un tratamiento en específico.

Atención del parto prematuro
Si a pesar de las medidas descritas el parto es inminenete, se requirirá establecer algunos puntos clave para la atención del parto prematuro:

- Viabilidad neonatal del centro donde se realizará la atención.
- Condiciones obstétricas: cualquier presentación que no sea cegálica/vértice debe ser indicada la intervención por cesáre. (Recomendación C)

Atención del parto. Se recominda un parto monitorizado e idealmente con anestesia peridual contínua.

Ruptura prematura de membranas

La ruptura prematura de membranas pretérmino ocurre aproximadamente en el 3% de los embarazos y existen numerosos aspectos vinculados a su manejo. Al romperse el saco amniótico se produce el riesgo de infección amniótica y/o fetal, lo cual debe balancearse con el riesgo de prematurez. En pacientes con rotura prematura de membranas, la prevalencia de cultivo positivo del LA es 32,4%. Al momento de iniciar el trabajo de parto, al menos el 75% de las pacientesd tendrásn invación microbiana de la cavidad amniótica. Los microorganismos comunmente encontrados son especies de Mycoplasma genitales y, en particular, Ureaplasma urealyticum. Otros organismos incluyen Streptococcus agalactiae, E. Coli, especies de Fusobacterium y Gardenella vaginalis. Una vez comprobada la ruptura, la paciente deberá ser hospitalizada y su manejo dependerás de la edad gestacional.

Inmediatamente después de realizar una buena historia clínica se debe evaluar la existencia de signos de infección intrauterina, riesgo de desprendimiento de placenta y compromiso fetal. En ese sentido, si se considera un manejo expectante, se debe obtener un cultivo para los estreptococos del grupo B (GBS). Cuando se ha determinado que la gestante con RPM pretérmino tiene condiciones para ser manejada en forma expectante, se debe considerar en primer lugar que esto debe hacerse con hospitalización, enfocando la atención en una evaluación permanente que trate de determinar si existe en algún momento indicios de infección, signos de desprendimiento prematuro de placenta, compresión del cordón umbilical, alteración del bienestar fetal o presencia de signos de trabajo de parto. Para los casos donde el manejo será expectante, los antibióticos de amplio espectro prolongan el embarazo, reducen las infecciones maternas y neonatales y reducen la morbilidad gestacional dependiente de la edad gestacional.

La Sociedad de Obstetras y Ginecólogos de Canadá (SOGC por sus siglas en inglés) recomienda dos regímenes de antibióticos, ambos previamente estudiados en ensayos controlados, con asignación al azar, más largos de ruptura prematura pretérmino de membranas en donde se demostró disminución en la morbilidad materna y neonatal.

1. El primer régimen recomendado consiste en la inyección intravenosa de 2 g de ampicilina cada 6 horas y 250 mg de eritromicina en igual posología durante 48 horas, continuar con 250 mg de amoxicilina por vía oral cada 8 horas y 333 mg de eritromicina por vía oral, cada 8 horas, durante 5 días.

2. El segundo régimen recomienda 250 mg de eritromicina por vía oral, cada 6 horas durante 10 días (ORACLE Collaborative Group, 2001).

En caso de alergia o resistencia a los betalactámicos se recominda: clindamicina (900 mg cada 8 h endovenosa) durante 48 h y luego 300 mg por VO cada 8 h por cinco días

No se recomienda la amoxicilina-ácido clavulánico debido al riesgo incrementado de enterocolitis necrotizante en neonatos expuestos. (World Health Organization (WHO) 2015)

Las mujeres con RPM pretérmino antes de las 32 0/7 semanas de gestación que se considera que están en riesgo de un parto inminente deben ser consideradas candidatas para el tratamiento neuroprotector fetal con sulfato de magnesio.

BIBLIOGRAFÍA

1. Afridi, N. Masood, U. Balooch, S. Khan, S. Khan, Sh. (2019). Comparation of efficacy of oral progesterone and micronized progesterone pessary in reduction of incidence of spontaneous preterm birth. J Ayub Med Coll Abbottabad; 31(2). 248-251. Disponible en: http://www.jamc.ayubmed.edu.pk
2. Blencowe, H. Cousens, S. Chou, D. Oestergaard, M. Say, L. Moller, A. Kinney, M. y Lawn, J. (2013). Reproductive Health Journal, 10 (Suppl 1): S2. Disponible en: http://www.reproductive-health-journal.com/content/10/S1/S2
3. Brianchi, A. Blasina, F. Borda, K. Catillo, E. De María, M. Fiol, V. López, C. Mayans, E. Rodríguez, M. Silvera, F. Sobrero, H. Speranza, N. Tamosiunas, G. Viroga, S. Vitureira, G. (2018). Glucocorticoides prenatales. Documento Uruguayo de Consenso. Archivos de Pediatría del Uruguay; 89(3). dx.doi.org/10.31134/AP.89.3.5
4. Granese, R. Gitto, E. D'Angelo, G. Falsapela, R. Corsello, G. Amadore, D. Calagna, G. Fazzolani, I. Grasso, R. y Triolo, O. (2019). Preterm birth: seven-year retrospective study in a single centre population. Italian Journal of Pedriatrics, 45:45. doi.org/10.1186/s13052-019-0643-9.
5. Huertas, E. (2018). Parto pretérmino: causas y medidas de prevención. Rev Peru Ginecol Obstet. 64(3). 399-403. DOI: https://doi.org/10.31403/rpgo.v64i2104
6. Kenyon, S. Taylor, D. Tarnow-Mordi W. Broad-spectrum antibiotics for preterm, prelabour rupture of fetal membranes: the ORACLE I randomized trial. ORACLE Collaborative Group. Lancet 2001;357:979-988.
7. Meller, C. Carducci, M. Ceriani, J. y Otaño, L. (2018). Ruptura prematura de membranas en nacimientos de pretérmino. Arch Argent Pediatr; 116(4):e575-e581.
8. Mendoza, L. Claros, D. Mendoza, L. Arias, M. Peñaranda, C. (2016). Epidemiología de la prematuridad, sus determinantes y prevención del parto prematuro. Rev Chil Obstet Ginecol; 81(4): 330-342. Disponible: https://scielo.conicyt.cl/pdf/rchog/v81n4/art12.pdf
9. Ministerio de Salud. (2010). Guía Clínica Prevención Parto Prematuro. Santiago: MINSAL. ISBN: 978-956-8823-84-9
10. Ovalle, A. Kakarieka, E. Rencoret, G. Fuentes, A. Del Río, M. Morong, C. Benítez, P. (2012). Factores asociados con el parto prematuro entre las 22 y 34 semanas en un hospital público de Santiago. Rev Med Chile, 140: 19-29.
11. RCOG. Royal College of Obstetricians and Gynaecologists. Antenatal corticosteroids to reduce neonatal morbidity and mortality. Greentop Guideline no 7. 2010. Disponible al 30/09/2013 en: www.rcog.org.uk
12. Use of prophylactic antibiotics in labor and delivery. Practice Bulletin No. 120. American College of Obstetricians and Gynecologists. Obstet Gynecol 2011; 117:1472-83.
13. WHO recommendations on interventions to improve preterm birth outcomes. (2015). World Health Organization. ISBN: 978 92 4 150898 8. Disponible en: www.who.int/reproductivehealth/publications/mathernal_perinaral_health/preterm-birth-guideline

CAPÍTULO 4g

EMBARAZO PROLONGADO
Gissel Jacqueline Ojeda Olmedo

Introducción

El embarazo prolongado o pos término es aquel embarazo que dura mas de 42 semanas (294 días) o 14 días después de la fecha probable de parto, que se asocia principalmente con complicaciones materno-fetales importantes que pueden contribuir a la morbi mortalidad del binomio madre-feto. Ballantyne, en 1902, fue el primero en describir este problema. La incidencia reportada en varias bibliografías es aproximadamente del 7%. Los factores étnicos, nutricionales, entre otros pueden afectar a la duración del embarazo.

Para la identificación de aquellos embarazos postermino es importante tener una determinación lo mas exacta posible de la edad gestacional, para lo cual se puede estimar desde la fecha de ultima menstruacion si esta en confiable o para mayor precisión una ecografía realizada en el primer trimestre del embarazo.

El síndrome post madurez hace referencia al feto, el cual sugiere una alteración a nivel de la función placentaria, por lo tanto, es considerado como una entidad patológica y peligrosa que debe ser diagnosticada a tiempo para evitar complicaciones fetales.

Definición

La Federación Internacional de Obstetricia y Ginecología (FIGO) define el embarazo prolongado como aquella gestación que se extiende más allá de las 42 semanas de amenorrea completa o 249 días posterior al último periodo menstrual. (Jorge Manuel Balestena Sanchez, 2015)

Es importante destacar la frase "42 semanas completas". Los embarazos de 41 semanas y uno a seis días, aunque se hallen en la semana 42, no completan las 42 semanas hasta que transcurre el séptimo día. Por consiguiente, en términos técnicos, el embarazo prolongado puede comenzar en los días 294 o 295 después del inicio de la última menstruación. (The American College of Obstetricians and Gynecologists, 2014)

Este concepto ha sido acogido por la Organización Mundial de la Salud (1977), la Federación Internacional de Ginecología y Obstetricia (1982) y el Colegio Americano de Ginecólogos y Obstetras (1997), lo cual aporta a unificar criterios diagnosticos y tratamientos oportunos y estandarizados, con la finalidad de optener una disminución de las diferentes complicaciones. (Sociedad Española de Ginecología y Obstetricia, 2010)

En un estudio clásico de Boyce, en 1976, llegó a la conclusión que cuando se determina la duración del embarazo a partir de la última menstruación, la tasa de embarazos prolongados resulta 3 veces mayor a la real.

Una ecografía precoz siempre será de utilidad para conocer la edad gestacional. De existir discordancia entre la edad gestacional estimada por la paciente, según

su último periodo menstrual, y la edad estimada por ecosonografía, siempre se le dará mayor valor diagnóstico a este último. (Parra, 2005)
Es importante identificar otro términos que pueden confundirse con la entidad en estudio como son:
- Embarazo posfechado es el que ha sobrepasado la fecha probable de parto confiable calculada (40 semanas).
- Embarazo posmaduro hace referencia a la descripción de un neonato con aspectos clínicos reconocibles que indican un embarazo prolongado, ante la sospecha del mismo es imperativo, determinar las condiciones biofísicas y la edad gestacional del producto del embarazo.

Factores Etiologicos:
Los factores etiológicos son poco conocidos pero se puede considerar un marco multifactorial entre los cuales tenemos como factores de riesgo conocidos la obesidad, el bajo nivel socio económico asociado a una fecha de última menstruacion no confiable, antecedentes de embarazo prolongado en gestaciones previas, fetos del sexo masculino, hipotiroidismo materno, primigravidez, entre otros.
Ciertos transtornos fetales se han asociado a esta entidad como son la anencefalia, insuficiencia placentaria de sulfato, aunque aun se desconoce las razones fisiologicas precisas de estas asociaciones. (The American College of Obstetricians and Gynecologists, 2014)
Sin embargo como causa mas fecuente tenemos el calculo incorrecto de la edad gestacional que nos lleva a diagnosticar embarazos prolongados dado principalmente por el error en la fecha de ultima menstruación.

Estimación de la Edad Gestacional:
Se requiere una determinación exacta de la edad gestacional para evitar los falsos diagnosticos de embarazos postérmino o prolongados. El término embarazo prolongado representa un diagnóstico basado en la mejor estimación disponible de la duración de la gestación al momento del parto.

Al diagnosticar tempranamente el embarazo, la fecha probable de parto es más confiable y exacta, ésta también puede determinarse con base en el último periodo menstrual. En la mujer con ciclos regulares, se podría calcular el inicio del embarazo 14 días antes de la fecha de la primera menstruación ausente.
Si la fecha de ultima mestruación no cumple con el requisito de ser confiable, no debe tomarse en cuenta.
El FUM es confiable si:

- Los ciclos son regulares (tres últimos).
- La paciente recuerda el primer día de la FUM.
- No presentó sangrados en el primer trimestre.
- No usó anticonceptivos hormonales en los tres meses anteriores. (Jaime Arenas Gamboa, 2009)

Si la FUM es confiable, éste es el primer parámetro que se debe tener en cuenta para el cálculo de la edad gestacional; si no, debe ser usado el ultrasonido.

La determinación de la edad gestacional por ecografía temprana resulta en disminución del número de embarazos prolongados. La edad gestacional determinada por ultrasonido disminuye la proporción de partos más allá de los 294 días de gestación en un 39%. Sin embargo, el ultrasonido también otorga un margen de error, el cual es aproximadamente de 1 semana para ecografías del primer trimestre, 2 semanas para ecografías hechas durante el segundo trimestre, y 3 semanas para ultrasonidos hechos en el tercer trimestre. Así, aun mujeres con edades gestaciones basadas en ecografías del primer trimestre pueden tener una ventana de tiempo de más o menos 14 días. (Donado, 2012)

La ecografía de rutina en el primer trimestre, con visualización del embrión o feto y una medida de la longitud craneocaudal, permite una mejor determinación de la edad gestacional, con un margen de error de 5 a 7 días con respecto a la real, y así se disminuye por lo tanto el número de inducciones por diagnóstico de embarazo prolongado.4 Siendo el método mas confiable para determinación de la edad gestacional y mas exacto si es concordante con la FUM confiable. (Sociedad Española de Ginecología y Obstetricia, 2010)

Riesgos Fetales y Neonatales
En varios estudios se han identificado el aumento significativo de la morbi mortalidad perinatal asociada al embarazo post termino. El embarazo mayor a las 42 semanas se ha visto que esta asociado con un riesgo elevado de convulsiones neonatales, sindorme de aspiración de meconio y un score de APGAR a los 5 minutos menos de 4, además de un incremento significativo en la admisión en la unidad de cuidados intensivos neonatales. (The American College of Obstetricians and Gynecologists, 2014)

Otra complicacion presente es el oligohidramnios que se presenta en el 8,5% al 15,5% de los embarazos prolongados, asocián- dose a patología funicular con compresión de cordón, lo que aumenta la incidencia de estado fetal no satisfactorio y la morbimortalidad pe- rinatal; es por lo anterior que en todos los embarazos prolongados se debe evaluar el volumen de líquido amniótico. (MARY WANG, 2014)

Los embarazos en este rango de edad gestacional se asocian a un riesgo aproximadamente el doble de presentar macrosomia fetal, con lo cual se contribuye a un mayor riesgo en partos vaginales, cesáreas, distocia de hombro y desproporcion cefalo pelvica. (M. Galal, 2012) (The American College of Obstetricians and Gynecologists, 2014)

El embarazo post término también es un factor de riesgo independiente para niveles bajos de pH del cordón umbilical (acidemia neonatal), encefalopatía neonatal y muerte infantil en el primer año de vida. (M. Galal, 2012)
Aunque el riesgo absoluto de muerte fetal y neonatal en los embarazos posparto es bajo, los estudios observacionales que han evaluado el riesgo de muerte fetal y neonatal en cada semana de gestación muestran un mayor riesgo a medida que la edad gestacional avanza más allá de la fecha estimada de parto. (The American College of Obstetricians and Gynecologists, 2014)

Síndrome de posmadurez
Se presenta en el 20% de los embarazos postermino, el cual se refiere a a fetos con caracteristicas que se asemejan a la restricción crónica del crecieminto intra útero por insuficiencia placentaria. Estos embarazos tienes mayor riesgo de compresión del cordón umbilical por oligohidramnios, aspiración de meconio y complicaciones neonatales a corto plazo como hipoglicemia, convulsiones e insuficiencia respiratoria. (M. Galal, 2012)
El estado de posmadurez se divide en tres estadios que hace relación al tinte meconial en el líquido amniotico al que está expuesto intra utero el feto:

- I: líquido amniótico claro.
- II: piel teñida de verde.
- III: coloración de la piel verde amarillenta.

El neonato afectado presenta la piel arrugada, que se descama en parches, cuerpo largo y delgado por pérdida de grasa subcutánea y masa muscular, que sugiere emaciación y una madurez avanzada porque el niño tiene los ojos abiertos, está inusitadamente alerta y tiene una apariencia de viejo y preocupado; las uñas son típicamente muy largas. Muchos de estos niños afectados mueren afectados por asfixia y aspiración de meconio. Este síndrome ocurre en los embarazos entre las 41 y 43 semanas de gestación. (Donado, 2012)

Riesgos Maternos
Embarzos postermino representa un riesgo significativo para la madre, hay un riesgo elevado en:

1. Distocia en el labor de parto (9-12% versus 2-7% a término)
2. Laceraciones perineales severas (desgarros de tercer y cuarto grado) relacionadas con macrosomía (3.3% versus 2.6% a término)
3. Parto vaginal quirúrgico
4. Duplicar las tasas de cesáreas (14% versus 7% a término). El parto por cesárea se asocia con una mayor incidencia de endometritis, hemorragia y enfermedad tromboembólica. (M. Galal, 2012)

Además, algunos estudios sugieren que la ansiedad materna aumenta a medida que los embarazos se acercan al período postoperatorio . Sin embargo, el manejo expectante hasta el período postérmino es apropiado en embarazos sin complicaciones. (The American College of Obstetricians and Gynecologists, 2014)

Complicaciones
Por definición, el embarazo postérmino está directamente relacionado con el riesgo fetal. La tasa de mortalidad perinatal (óbito fetal, muerte neonatal temprana) más allá de la semana 42 de gestación es el doble que el embarazo a término (4-7 muertes versus 2-3 muertes por 1000 nacimientos) y se incrementa aún más a la 43 semanas de gestación. Por estas razones, la tendencia, en nuestro medio, ha sido la interrupción del embarazo a las 41 semanas completas, eligiendo la vía de acuerdo con las condiciones fetales y cervicales. Finalmente, el embarazo postérmino puede ser fuente de ansiedad substancial para la embarazada y sus familiares. (MARY WANG, 2014)

Manejo Del Embarazo Prolongado
Para determinar el tratamiento de la embarazada en la que exista certeza en la prolongación del estado gestacional, debemos considerar, tanto las condiciones fetales como las condiciones maternas.
Es razonable iniciar la vigilancia prenatal de los embarazos postérmino a partir de la semana 40, al existir evidencia de morbi-mortalidad incrementada en edades gestacionales más avanzadas.
La vía interrupción del embarazo dependerá de la urgencia de ésta. En condiciones óptimas podrá realizarse la inducto-conducción del trabajo de parto, siempre con la vigilancia de un adecuado trazo tococardiográfico. (M. Galal, 2012)
La conducta conservadora se justifica con la prueba sin estrés reactiva, el líquido amniótico de características normales y un ultrasonido sin datos patológicos.

Evaluacion la Paciente con Embarazo Prolongado
Estimación de la edad gestacional.
Se debe establecer si la FUM es confiable o no. Se debe hacer el cálculo de la edad

gestacional con todas las ecografías, dándole mayor valor a las ecografías tempranas (primer trimestre con la longitud cráneo cau- dal evaluada). De esta forma es posible encontrar pacientes con cálculos erróneos de la edad gestacional y descartar el diagnóstico para tranquilizar a la paciente. (MARY WANG, 2014)
Si se confirma el diagnostico se Hospitaliza a la paciente para:

Determinar la madurez del cuello uterino.
Se debe evaluar la madurez del cuello uterino mediante la escala de Bishop. Un puntaje menor de 6 indica cuello desfavorable y que la inducción tendrá malos resultados.

Realizar una Ecografía obstétrica.
La ecografía al final del embarazo no es útil para determinar la edad gestacional. La ecografía se realiza para:
- Determinar el volumen de líquido amniótico mediante la medición del Indice de Líquido Amniótico (ILA)
- Determinar el peso fetal.
- Buscar anomalías fetales, en especial defectos del tubo neural.

Vigilar el Bienestar Fetal
La vigilancia del bienestar fetal se debe realizar con monitoria y perfil biofísico con énfasis en el volumen de liquido amniótico. La realización de doppler feto-placentario tiene utilidad cuando hay sospecha de retardo de crecimiento intrauterino. (Jaime Arenas Gamboa, 2009)

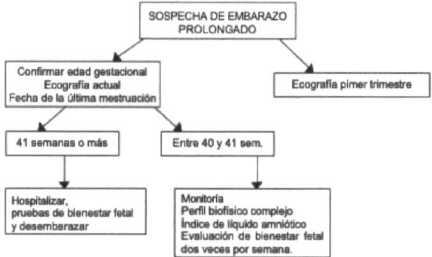

Fuente: Guía de atención del embarazo prolongado, página 13.

Tratamiento Del Embarazo Prolongado
- Confirmar la edad gestacional
- Hospitalizar.
- Monitoria con stress.
- Medición del ILA.
- Valoración del Bishop.
- Buscar alteraciones del crecimiento fetal mediante altura uterina y confirmarlas por ecografía.
- Descartar malformaciones fetales por ecografía, especialmente del tubo neural.

Dependiendo de los resultados se puede realizar:

Maduración cervical y posterior inducción
Pruebas de Bienestar normales, con cérvix desfavorable y sin altera- ciones del crecimiento fetal.

Indicaciones de Inducción
- Monitoria Negativa e ILA normal, con cérvix favorable.
- Retardo de crecimiento intrauterino con pruebas de bienestar normales y cérvix favorable.
- Malformaciones fetales.

Indicaciones de cesárea.
- Monitoria Positiva.
- ILA menor que 5 cm, con cérvix desfavorable.
- Peso fetal estimado mayor de 4000 gramos.
- Retardo de Crecimiento intrauterino, con cérvix desfavorable.
- Inducción fallida durante dos días en un cérvix previamente madu- rado.
- Presencia de meconio espeso. (Jaime Arenas Gamboa, 2009)

Recomendaciones y Concluciones
Las siguientes conclusiones se basan en evidencia científica buena y consistente (Nivel A):
1. Los embarazos postérmino se asocian con un mayor riesgo de morbilidad y mortalidad perinatal.
2. Se recomienda la inducción del trabajo de parto después de 42 0/7 semanas y a las 42 6/7 semanas de gestación, dada la evidencia de un aumento en la morbilidad y mortalidad perinatal.

Las siguientes conclusiones se basan en evidencia científica limitada o inconsistente (Nivel B):
1. El desprendimiento de membrana se asocia con una disminución del riesgo de embarazos tardíos y posparto.
2. Se puede considerar la inducción del parto entre 41 0/7 semanas y 42 0/7 semanas de gestación.

3. Las siguientes recomendaciones se basan principalmente en el consenso y la opinión de expertos (Nivel C):
4. Se puede indicar el inicio de la vigilancia fetal anteparto a las 41 0/7 semanas de gestación o más.
5. Una prueba de trabajo de parto después de un parto por cesárea es una opción razonable en el tratamiento de embarazos postermino no complicados. (The American College of Obstetricians and Gynecologists, 2014)

BIBLIOGRAFÍA

1. *Sociedad Española de Ginecología y Obstetricia. (2010). Embarazo cronológicamente prolongado. Protocolos Asistenciales en Obstetricia.*
2. *Parra, D. T. (2005). Conceptos básicos del embarazo prolongado: una revisión. Revista Médica de la Universidad Veracruzana, 21-27.*
3. *The American College of Obstetricians and Gynecologists. (2014). Management of Late-Term and Postterm Pregnancies. PRACTICE BULLETIN , 390-396.*
4. *Donado, M. A. (2012). Guía de atención del embarazo prolongado. Secretaría Distrital de Salud de Bogotá, D. C. Asociación Bogotana de Obstetricia y Ginecología (Asbog), 1-16.*
5. *Jaime Arenas Gamboa, A. N. (2009). Embarazo Prolongado. En M. O. Parra, Obstetricia integral Siglo XXI (pág. Capitulo 12). Bogota.*
6. *M. Galal, I. S. (2012). Postterm pregnancy. FVV in ObGyn, 175-178.*
7. *MARY WANG, M. (2014). Common Questions About Late-Term and Postterm Pregnancy. American Academy of Family Physicians, 160-165.*
8. *Jorge Manuel Balestena Sanchez, K. G. (2015). Comportamiento del embarazo postérmino y su asociación con diferentes factores maternos. Revista de Ciencias Médicas, 223-231.*

CAPÍTULO 4h

FETO MUERTO O RETENIDO
Karina Alejandra Patiño Mencias

Introducción:
Según la OMS, se define feto muerto como "la muerte acaecida a las 28 semanas de gestación o después, antes de la expulsión completa o extracción del cuerpo de la madre del producto de la concepción, cualquiera que haya sido la duración de la gestación. La muerte se señala por el hecho de que el feto no respira o ni muestra cualquier otro signo de vida, tal como el latido cardíaco, la pulsación del cordón umbilical o el movimiento efectivo de músculos voluntarios". (Salud, 2010)

Otras definiciones la califican como óbito fetal (del latín obitus, fallecimiento de una persona) la ocurrencia de muerte fetal in útero durante la gestación desde las 22 semanas de edad gestacional o desde que el feto tenga un peso de 500 gramos hasta el momento del parto. (Dr. Andrés Pons G., 2014)

La diversidad de definiciones (y de procedimientos) empleadas para establecer la muerte fetal es la causa de una dificultad metodológica importante cuando se intenta establecer comparaciones entre la frecuencia y los factores contribuyentes comunicados en las diferentes publicaciones. Anualmente se producen en todo el mundo 3,9 millones de muertes fetales aproximadamente. Se calcula que alrededor de uno o dos millones de muertes quedan sin cuantificar debido a la dificultad de medir la prevalencia, especialmente en aquellos países en los que el acceso a la asistencia sanitaria es deficitario. El 97% de las muertes fetales ocurren en países en vías de desarrollo, los cuales presentan una prevalencia del 3%. En los países desarrollados la prevalencia es menor del 1%. (Vicente José Diago Almela, 2012)

Etiología:
Es fundamental conocer las causas de muerte fetal intrauterina a la hora de diseñar las intervenciones, y tenemos que tener en cuenta, por desgracia, que en una importante proporción de casos no vamos a saberla y, en ocasiones, más de una causa puede contribuir a la muerte. Existen múltiples clasificaciones, ninguna de ellas universalmente aceptada. Probablemente, la clasificación más aceptada actualmente es la ReCoDe (Relevant Condition at Death), que incluye los siguientes grupos diagnósticos dependiendo de la causa:

Tabla1: Clasificación ReCoDe (Bukoski R, 2017)

Grupo A. Fetal	Grupo B. Cordón umbilical
1. Anomalía congénita fetal 2. Infección 3. Hidrops de causa no inmunológica 4. Isoinmunización 5. Hemorragia feto materna 6. Trasfusión de feto a feto 7. Retraso de crecimiento intrauterino	1. Prolapso 2. Nudo o constricción 3. Inserción velamentosa 4. Otras

Grupo C. Placenta	Grupo D. Líquido amniótico	Grupo E. Útero
1. Abruptio 2. Placenta previa 3. Vasa previa 4. Insuficiencia placentaria 5. Otras	1. Coriamnionitis 2. Oligohidramnios 3. Polihidramnios 4. Otro	1. Ruptura 2. Anomalías uterinas 3. Otro

Grupo F. Materna	Grupo G. Intraparto	Grupo H. Trauma
1. Diabetes 2. Enfermedad de la glándula tiroides 3. Hipertensión primaria 4. Lupus o síndrome antifosfolípido 5. Colestasis 6. Uso indebido de drogas 7. Otra	1. Asfixia 2. Traumatismo de parto	1. Externo 2. Iatrogénico

Grupo I. No clasificable
1. Ninguna condición relevante identificada 2. Información no disponible

Un estudio basado en 663 mujeres con feto muerto encontró que, haciendo una revisión sistemática de los datos clínicos, la patología placentaria, el cariotipo y la autopsia, era posible identificar la causa de la muerte en el 76% de los casos. Alrededor de un 30% de los casos son debidos a condiciones obstétricas, la mayoría de las cuales son perdidas fetales intraparto en gestaciones tempranas (insuficiencia cervical, DPPNI, parto pretérmino, RPM,...) y el 24% a anomalías placentarias. Es interesante también analizar en fase precoz los posibles factores de riesgo de muerte fetal. Se han atribuido muchos, entre ellos: madre soltera con nivel socioeconómico bajo, mayor de 35 años o adolescente, obesa (IMC > 30), tabaquismo, falta de control prenatal y de la gestación, alteraciones de la función renal en hipertensas, etc. (Bukoski R, 2017)

Diagnóstico
• De sospecha: desaparición movimientos fetales, ausencia de foco audible de latido cardíaco fetal, líquido amniótico marrón. Si han pasado varios días: ausencia de crecimiento uterino.
• De certeza: ecografía. La muerte fetal se diagnostica mediante la visualización del corazón fetal, demostrándose la ausencia de actividad cardíaca durante al menos 2 minutos.
• Signos radiológicos: tienen un interés histórico, siendo de sospecha y certeza.
(Stillbirth Collaborative Research Network Writing, 2011)

Obstetricia

Tabla 2: Muerte fetal anteparto (Dr. Andrés Pons G., 2014)

EVALUACIÓN BÁSICA ANTEPARTO	
Historia obstétrica y exámenes indispensables:	• Anamnesis personal y familiar presente y pasada, de ambos cónyuges • Consentimientos autopsia-estudio placentario y análisis citogenético • Amniocentesis para cariograma/guardar líquido amniótico futuros análisis • *Test* hemorragia feto-materna y toma suero materno para estudio posterior selectivo
EVALUACIÓN BÁSICA AL PARTO	

Placenta y feto para estudio anatomopatológico:	• Enviar siempre placenta a estudio anátomo patológico
	• Si no hubo consentimiento estudio fetal
	   - Sospecha anomalías (anteparto-postparto) SNC: RNM fetal
	   - Sospecha anomalías (anteparto-postparto) no SNC: Rx fetal
	   - Discutir autopsia selectiva

EVALUACIÓN BÁSICA POSTPARTO	
Investigación materno fetal selectiva según síntomas y signos de enfermedad materna	
Hipertensión y relacionadas:	• Precisar proteinuria, uricemia, creatinina y compromiso hematológico
Enfermedad tiroidea:	• TSH-T4 libre-anticuerpos anti-tiroideos
Diabetes materna/historia familiar u obesidad:	• Hemoglobina glicosilada, *test* de tolerancia glucosa
Sospecha abuso drogas:	• Tamizaje toxicológico
Signos enfermedad tejido conectivo:	• Serología materna enfermedades autoinmunes
Hidrops fetal:	• Tamizaje anticuerpos isoinmunización, serología parvovirus B19, electroforesis hemoglobina, análisis líquido amniótico enfermedades metabólicas
Signos clínicos Infección: (Materna, Fetal o Placentaria)	• Pesquisa materna estreptococo rectal, cultivo superficial fetal y placentario • Análisis plasma serología viral y análisis molecular líquido amniótico • Estudio molecular placenta
Evaluación de Trombofilia:	• Si hay historia familiar trombofilias o personal de trombosis o trombosis placentaria importante, restricción de crecimiento fetal severo o desprendimiento placentario, considerar estudio trombofilias congénitas y adquiridas en la madre • Estudio precoz de trombofilias adquiridas y diferido (8 sem) de las congénitas • En casos seleccionados evaluar examen al padre

El estudio materno fetal ante la ocurrencia de la muerte fetal será la piedra angular para llegar al diagnóstico etiológico y así conocer la probabilidad de recurrencia
y la forma de disminuir el riesgo en un próximo embarazo. Será importante enfatizar su utilidad ante los padres que en primera instancia, bajo el compromiso emocional, podrían rechazar cualquier estudio. El estudio materno y placentario no debiera generar resistencia. En caso de la autopsia debe recomendarse, aunque en caso de negativa podrá sugerirse estudios alternativos como resonancia, radiografías, ecografía o biopsias selectivas.

Conducta ante el diagnóstico
1. Información y soporte emocional

La muerte fetal constituye un acontecimiento traumático para los padres, así como para su entorno familiar y social. El apoyo y la comprensión por parte de los profesionales que les atienden pueden mejorar la evolución del duelo y prevenir la patología psicosocial derivada del mismo. Es recomendable establecer una comunicación abierta y sincera con la pareja, dedicándoles el tiempo que precisen y emplear un lenguaje sencillo carente de exceso de tecnicismos. A ser posible, es preferible que sea un único profesional o equipo de profesionales el que trate con la pareja durante todo el proceso a fin de simplificar el mismo y proporcionar un entorno conocido donde prime la empatía. Hay que valorar las etapas del duelo: periodo de shock, etapa de búsqueda y añoranza, etapa de desorganización y etapa de reorganización. Es preciso que los profesionales sean capaces de detectar posibles alteraciones en el transcurso del duelo de manera que pueda prevenirse o minimizarse la incidencia de morbilidad psicológica. La incidencia de morbilidad psiquiátrica de las madres tras una muerte perinatal puede alcanzar el 13-34%. Parece beneficioso desde un punto de vista psicológico para facilitar el duelo posterior que los padres vean al recién nacido tras el parto y si lo desean pasen un tiempo con él, a solas o en compañía de personal sanitario. En caso de negativa, ha de hacerse constar en la historia clínica. Algunas estrategias para reducir la morbilidad psicológica son:

Proporcionar información honesta y comprensible.
• Proporcionar soporte emocional durante el parto e ingreso.
• Reafirmar la existencia del nacido y la realidad de su muerte (ver, tocar y nombrar al recién nacido).
• Contribuir al esclarecimiento de las causas de la muerte.
• Facilitar la realización de los ritos que prefiera la familia y respetar sus creencias.
• Proporcionar un soporte psicológico activo. (Stillbirth Collaborative Research Network Writing, 2011)

2. Prevención de los efectos negativos sobre la salud materna

Aunque poco frecuentes, ante una muerte fetal anteparto debemos tener en cuenta las complicaciones potenciales que éste puede tener sobre la salud materna. Básicamente se han descrito dos complicaciones: la corioamnionitis y la coagulopatía. Ambas requieren habitualmente un periodo de latencia prolongado para su aparición, que no suele ocurrir debido a que la conducta habitual es la finalización de la gestación y no la pauta expectante. Sin embargo, se recomienda, al diagnóstico y en caso de no finalización precoz de la gestación, el estudio de la hemostasia materna (niveles de fibrinógeno menores de 100 mg/dL se consideran diagnósticos de coagulopatía), hemograma y control de la temperatura y sangrado maternos. Se ha descrito que la prevalencia de coagulopatía de consumo en las pacientes con feto muerto retenido más de cuatro semanas es del 25%. La prevención más efectiva de estas complicaciones es la finalización precoz de la gestación.

Finalización de la gestación
Inducción del parto tras el diagnóstico de muerte fetal, la actitud terapéutica recomendada es la finalización del embarazo. En el 80% de los casos se inicia el parto de forma espontánea en las 2 o 3 semanas que siguen a la muerte fetal. En la mayoría de los casos el diagnóstico de la muerte fetal se realiza antes de transcurrido este tiempo por lo que será preciso establecer la conducta más apropiada, que suele ser la inducción del parto. El momento y los métodos de la inducción del parto dependerán de la edad gestacional, la historia materna y las preferencias de la madre. Aunque la mayoría de las pacientes optan por una terminación precoz, el momento del parto no supone una urgencia puesto que el desarrollo de complicaciones se relaciona con una retención fetal prolongada. Atendiendo a cada situación particular, se recomienda terminar el embarazo en un plazo de tiempo corto, si es posible en las primeras 24 horas tras el diagnóstico dado el estado emocional materno. La finalización del embarazo deberá ser inmediata cuando se presenten signos de infección, rotura de membranas o coagulopatía. Algunas consideraciones con respecto a la inducción de parto que se deben tener en cuenta son: • Comunicación sincera y abierta con los padres dando a conocer el procedimiento de la inducción del parto.

• Solicitar consentimiento informado para inducción del parto.
• Facilitar el acompañamiento de la paciente por un familiar.
 • Llevar a cabo la inducción en un lugar aislado y separado de otras gestantes.
• Emplear de elección la vía vaginal, tanto para presentación cefálica como podálica. La situación transversa puede intentar reconvertirse en longitudinal evaluando los riesgos.
• Proporcionar la analgesia precisa, evitando los analgésicos que disminuyen la consciencia. Se considera de elección la analgesia epidural.
• Empleo restrictivo de la episiotomía.
• Recomendar la visualización del recién nacido y dejar constancia de la negativa en caso de que los padres no lo deseen.
 • Tras el parto, retirada de la lactancia y alta precoz.

En los casos de muerte fetal intrauterina ocurridos en segundo trimestre de gestación se puede ofrecer a los padres la posibilidad de dilatación y evacuación quirúrgica uterina si existe experiencia en el centro, aunque será preciso que conozcan que este método puede limitar la eficacia de la necropsia para la detección de anomalías macroscópicas fetales. La inducción del parto es el

método más apropiado para la terminación del embarazo. La elección del método de inducción dependerá de la edad gestacional y las condiciones obstétricas, así como de la práctica clínica más habitual en cada centro. En la inducción del parto, cuando el índice de Bishop es favorable, se debe optar por la oxitocina intravenosa. Cuando el cuello no está maduro, el fármaco de elección son las prostaglandinas. Tradicionalmente se ha utilizado la prostaglandina E2, pero el misoprostol presenta una eficacia superior. El misoprostol se puede administrar por vía oral o vaginal. Esta última forma tiene menos efectos secundarios y acorta el tiempo hasta el parto. Aunque existen diferentes pautas, todas ellas con una efectividad similar, en general suelen tener en cuenta el tamaño uterino o la edad de gestación:
• Entre las 13 y 17 semanas: 200 µg/6 h (dosis máxima diaria: 1.600 µg).
• Entre las 18 y 26 semanas: 100 µg/6 h (dosis máxima diaria: 800 µg).
• 27 semanas o más: 25-50 µg/4 h (hasta 6 dosis).
El empleo de prostaglandinas aumenta el riesgo de rotura uterina, especialmente en el caso de cicatriz previa, por lo que es recomendable el control de la dinámica y el uso de dosis reducidas en mujeres con cicatrices uterinas. (WHO, 2016)

Tabla 3: Alternativas a una autopsia completa: Beneficios y limitaciones (Dr. Andrés Pons G., 2014)

EXAMEN	BENEFICIOS Y LIMITACIONES
• Examen placentario macroscópico y microscópico y examen fetal externo por patólogo especialista (incluye mediciones, Radiografías y fotos)	Permite identificar síndromes, anomalías congénitas, displasias esqueléticas, tiempo de muerte y anomalías del crecimiento. Detecta infecciones placentarias, lesiones vasculares y patología del cordón
• Examen fetal externo e interno por patólogo especialista sin extraer órganos y sin examinar el cerebro	Permite entregar el cuerpo a la familia con todos los órganos. Puede omitirse patología del SNC. Permite detectar anomalías internas y rol de la infección fetal
• Autopsia respetando el Encéfalo	Beneficios de autopsia completa omitiendo patología del SNC
• Resonancia Nuclear Magnética (con o sin biopsia dirigida)	Buena para identificar patología del SNC. Puede omitir otras anomalías especialmente cardíacas. Infección no detectable excepto con biopsia con aguja
• Ultrasonido	Puede evaluarse encéfalo, riñones y abdomen. No tan buena como resonancia para el SNC

SNC: Sistema Nervioso Central

Orientación ante futuras gestaciones
En los casos de pacientes que han sufrido una muerte fetal intrauterina, la

gestación tras este acontecimiento se considera de alto riesgo. En general, se aconseja retrasar el siguiente embarazo al menos un año o bien hasta que se haya producido la recuperación completa, física y psicológica, de manera que el único objetivo del mismo no sea reemplazar al hijo fallecido. Esta búsqueda de reemplazo puede promover sentimientos negativos hacia el futuro hijo. Clásicamente, el riesgo de recurrencia está incrementado en 2 a 10 veces, pero estos valores datan de estudios realizados en los años 90 con análisis muy limitados de los casos. Este riesgo está asociado a la causa inicial que ocasionó la muerte. Goldenberg y cols. evaluaron las gestaciones subsiguientes en 95 mujeres con feto muerto previo y encontraron un aumento del riesgo de parto pretérmino en el 40% de los casos, un 5% de muerte fetal y un 6% de muerte neonatal. (Goldenberg R, 1993) ;Gordon y cols. estudiaron la asociación en la gestación posterior desde otro punto de vista; después de una gestación inicial con RN muerto, RN prematuro o pequeño para la edad gestacional (PEG), utilizan una cohorte de primer y segundo embarazo de 52.110 mujeres en Nueva Gales del Sur (Australia) y observan que el riesgo absoluto de RN muerto por encima de 40 semanas completas de gestación (en mujeres de 30-34 años) fue de 4,84 por 1.000 cuando hubo una RN muerto en el primer embarazo, pero este riesgo aumenta a 7,19 por mil cuando en el primer embarazo hubo un RN pretérmino y PEG. Esto es muy importante, ya que la combinación prematuroPEG en EE.UU. es del 8,5%, que son los que verdaderamente están en un riesgo mayor. (Gordon A, 2012)

Tabla 4: Manejo del embarazo siguiente después de una muerte fetal (Dr. Andrés Pons G., 2014)

TABLA 7. MANEJO DEL EMBARAZO SIGUIENTE DESPUÉS DE UNA MUERTE FETAL

A.- CONSULTA PRECONCEPCIONAL O PRENATAL INICIAL POST EVENTO ADVERSO
- Detallada historia médica y obstétrica personal y familiar incluye cónyuge
- Evaluación detallada del mortinato anterior
- Determinación del riesgo de recurrencia
- Suspender tabaco, alcohol, drogas
- Bajar de peso en mujeres obesas (solo preconcepcional)
- Consejo genético si procede
- Caso a caso. Ex: de diabetes, trombofilias, patologías inmunológicas
- Determinación suplementos necesarios
- Manejo específico de condiciones crónicas maternas si procede
- Evaluación consolidación del duelo (considerar apoyo psicológico si es necesario)

B.- DURANTE EL EMBARAZO

Primer Trimestre:
- Determinación precisa de edad gestacional
- Evaluación completa de riesgo 11-14 semanas (ecografía, Doppler, bioquímica)
- Manejo específico de condiciones maternas si procede (Ej: HTA, DM, LES, Epilepsia, entre otros)
- Manejo emocional

Segundo Trimestre:
• Ultrasonido 22-24 semanas con evaluación estructural fetal y circulación materno fetal. Medición de Cérvix uterino
• Manejo específico de condiciones crónicas maternas si procede
• Considerar ultrasonido con Doppler umbilical a partir de 26-28 semanas (si existen condiciones crónicas maternas o alto riesgo de muerte fetal en evaluación 11-14 semanas)
Tercer Trimestre:
• Ultrasonido para detectar restricción de crecimiento fetal desde las 28 semanas
• Monitoreo de movimientos fetales a partir de la semana 28
• Evaluación del estado fetal anteparto desde la semana 32 o 2 semanas antes de muerte anterior lo que sea más precoz (Doppler umbilical y perfil biofísico fetal)
• Manejo específico de condiciones crónicas maternas si procede
C.- PARTO
• Inducción en semana 39 semanas antes sólo con madurez pulmonar comprobada
• Si Doppler umbilical alterado o PBF menor a 6/8 administrar corticoides para madurez pulmonar fetal hasta 34 semanas e interrumpir el embarazo
D.- POSTPARTO
• Evaluación selectiva de Recién Nacido según causa de mortinato anterior

HTA: Hipertensión Arterial. DM: Diabetes Mellitus. LES: Lupus Eritematoso Sistémico.

Conclusiones

1. La muerte fetal intrauterina ocurre en Latinoamérica, así como en países desarrollados, en una frecuencia aproximada de 5 por 1.000 nacidos vivos. Las causas por grupo son lideradas por las causas fetales y placentarias, quedando un porcentaje importante sin diagnóstico etiológico (20 a 40%). Un 10% de las veces hay patologías maternas crónicas, congénitas o infecciosas vinculadas a la muerte fetal [Evidencia IIa Nivel B].

2. Es fundamental enfatizar a los padres sobre la importancia del estudio completo placentario y fetal, es decir, autopsia fetal, estudio histopatológico placentario y evaluación citogenética del líquido amniótico, ya que en forma combinada estos exámenes pueden mostrar la causa de muerte en un 70 y un 75% de los casos [Evidencia IIb Nivel B].

3. El vaciamiento uterino debe propiciarse por vía vaginal con el uso de Misoprostol, salvo indicación absoluta de cesárea. En caso de una cesárea anterior, puede usarse Misoprostol hasta la semana 24. En edades gestacionales mayores, preferir métodos mecánicos como dilatación con sonda Foley [Evidencia IIb Nivel B].

4. El porcentaje de recurrencia y el manejo en futuros embarazos dependerá fuertemente de la causa etiológica [Evidencia III Nivel C].

5. En siguiente embarazo será primordial el manejo de patologías maternas crónicas y factores de riesgo presentes en la madre en forma pre-concepcional [Evidencia IIb Nivel B].

6. La evaluación de la estructura fetal y funcionalidad placentaria con ultrasonido y Doppler umbilical, es un aspecto central del control médico durante los siguientes embarazos. La interrupción del embarazo estará indicada a las 38-39 semanas o en caso de sospecha de deterioro fetal progresivo [Evidencia IIb Nivel B]

BIBLIOGRAFÍA

1. Bukoski R, C. M. (2017). *Causes of death among stillbirths. JAMA, 306.*
2. Dr. Andrés Pons G., d. E. (2014). *MUERTE FETAL. REV. MED. CLIN. CONDES , 9.*
3. Goldenberg R, M. S. (1993). *Pregnancy outcome following a second-trimester loss. . Obstet Gynecol, 444.*
4. Gordon A, R.-G. C. (2012). *Stillbirth risk in a second pregnancy. Obstet Gynecol, 119.*
5. Kirkley-Best E, K. K. (2000). *A review of the psychology of stillbirth. Am J Orthopsychiatry, 52.*
6. Salud, O. M. (13 de Mayo de 2010). *Definitions and indicators in family planning maternal & child health and reproductive health. Iris., pág. 14.*
7. Stillbirth Collaborative Research Network Writing, G. (2011). *Association between stillbirth and risk factors known at pregnancy confirmation. JAMA, 306.*
8. Vicente José Diago Almela, A. P. (2012). *Muerte fetal. Madrid.*
9. WHO, E. G. (2016). *Misoprostol in Obstetrics and Gynaecology. Clinical Guideline.*

CAPÍTULO 4i

EMBARAZO GEMELAR
Javier Giovanny Rosales Pérez

Definiciones

El embarazo múltiple se define como la presencia de dos o más fetos dentro de la cavidad uterina. Los embarazos complicados por esta entidad se asocian a una alta tasa de morbi-mortalidad tanto neonatal como materna, así como; el riesgo de embarazo pretérmino, bajo peso al nacer (27% en gemelos y 46% en trillizos) y otras patologías de alto riesgo. (Blickstein, 2011, ch.9)

Para entender bien este tema y comprenderlo mejor desde el punto de vista clínico es necesario explicar el tipo de embarazo gemelar y su clasificación; tomando en cuenta la cantidad de fetos dentro de la cavidad uterina (Tabla 1):

- Embarazos gemelares bicoriales: cada feto tiene su placenta y saco amniótico.
- Embarazos gemelares monocoriales biamnióticos: ambos fetos comparten una placenta, pero tienen distintas bolsas amnióticas.
- Embarazos gemelares monocoriales monoamnióticos: ambos fetos comparten la placenta y el saco de líquido amniótico.
- Embarazos de trillizos tricorionicos: cada feto tiene su placenta y saco amniótico.
- Embarazos de trillizos bicoriales triamnióticos: un feto tiene su placenta y dos de los fetos comparten una placenta; cada feto tiene diferente bolsa amniótica.
- Embarazos de trillizos bicoriales biamnióticos: un feto tiene su placenta y saco amniótico; dos de los fetos comparten placenta y líquido amniótico.
- Embarazos trillizos monocoriónicos triamnióticos: los tres fetos comparten una sola placenta, con distinto saco amniótico
- Embarazos trillizos monocoriónicos biamnióticos: los tres fetos comparten una sola placenta, un feto tiene un saco amniótico separado y dos fetos comparten un saco amniótico.
- Embarazos trillizos monocoriónicos monoamnióticos: los tres fetos comparten una placenta y un saco amniótico.

Como se puede observar existe una amplia gama de combinaciones que aumentan conforme aumenta el número de fetos que se encuentran dentro de la cavidad uterina (cuatrillizos, quintillizos…etc.), de acuerdo con ley de Hellin.

Todo embarazo múltiple puede incluirse en algunas de las categorías mencionadas: cigocidad, corionicidad, amniocidad y tipo de concepción. Son múltiples las combinaciones clínicas posibles. En el área sombreada se muestra la clasificación que de forma obligatoria debería precisar el clínico tempranamente (11 a 13.6 semanas) con el propósito de establecer u plan individualizado de manejo y seguimiento. Se deberá dar un nombre al embarazo múltiple tras los hallazgos clínicos. Abreviaturas: TRA: Técnicas de reproducción asistida.

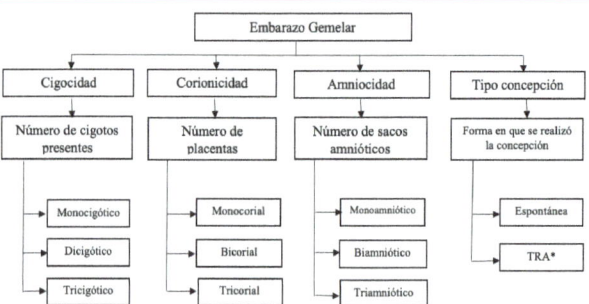

Tabla 1.

Epidemiología

La incidencia del embarazo gemelar es constante alrededor del mundo, aproximadamente 4 de cada 1000 embarazos. La incidencia de los embarazos gemelares varía de acuerdo a la edad materna (el riesgo aumenta en madres con una edad ≥ 40años), el uso de tecnología reproductiva asistida (TRA) y la etnia (10-40 cada 1000 en personas de raza negra, 7-10 cada 1000 en personas caucásicas, 3 cada 1000 en asiáticos). (Ananth, 2012. Pp156-61). La incidencia de embarazos múltiples ha aumentado significativamente a finales del siglo 20 en los Estados Unidos y alrededor del mundo. Una combinación de factores contribuye a esto, las dos más importantes son el uso de TRA y una madre de edad avanzada al término de la concepción. (ACOG, 2014, p.1118-32).

De forma natural los trillizos ocurren en aproximadamente 1 de cada 7.000 – 10.000 embarazos; los cuatrillizos ocurren en 1 de cada 600.000 (Ananth CV, 2012 p.156-61). En cuanto al Ecuador no existe una cifra clara en cuanto a la incidencia, distintas investigaciones han sido realizadas, pero estas no reflejan la realidad a nivel nacional, solo se enfocan en las distintas unidades de salud, donde fueron realizadas.

Como es posible observar en las tablas oficiales del INEC a la presente fecha se observa un incremento en la tasa de embarazo gemelar, lo que corrobora la tesis, que las técnicas asistidas aumentan el riesgo de presentar este tipo de embarazo, ya que estas se han ido implementando de forma gradual en el país. (Figura 1).

Obstetricia

Número de nacidos vivos (t+1) registrados pro producto del embarazo de llamare período 1990 - 2018

Año	Nacidos vivos (t+1) 1/	Producto de embarazo				
		Simple	Doble	Triple	Cuádruple o más	Sin información
1990	263.629	260.674	2.916	38	-	1
1991	265.581	262.929	2.592	56	4	-
1992	269.896	267.154	2.683	54	5	-
1993	279.678	276.811	2.772	62	33	-
1994	277.625	275.098	2.412	74	41	-
1995	271.340	268.767	2.448	60	65	-
1996	270.578	267.979	2.493	71	35	-
1997	271.758	269.280	2.371	55	52	-
1998	275.955	273.631	2.221	66	37	-
1999	305.284	302.532	2.637	66	49	-
2000	296.149	293.534	2.445	91	79	-
2001	278.170	275.591	2.428	76	75	-
2002	275.300	272.743	2.372	76	109	-
2003	262.004	259.673	2.226	75	30	-
2004	254.362	252.150	2.104	52	55	1
2005	252.725	250.608	1.975	68	65	9
2006	278.591	276.317	2.064	79	98	33
2007	283.984	281.780	2.033	87	80	4
2008	291.055	288.381	2.576	68	30	-
2009	298.337	295.468	2.747	67	55	-
2010	292.375	289.350	2.772	93	160	-
2011	301.106	297.633	2.902	176	395	-
2012	297.309	293.211	3.780	217	101	-
2013	277.620	273.853	3.657	106	4	-
2014	278.460	274.497	3.839	114	10	-
2015	283.313	276.276	3.886	77	19	3.055
2016	272.090	268.269	3.730	91	-	-
2017	291.397	285.528	3.986	40	-	1.843
2018 (p**)	293.139	283.903	4.103	73	4	5.056

"1/ Nacidos vivos registrados (t+1): Desde 1990-2014 corresponden a los nacidos vivos ocurridos en el año de estudio, e inscritos hasta el 31 de diciembre del año siguiente. A partir del año 2015 corresponden a los nacidos vivos ocurridos en el año de estudio e inscritos hasta el 31 de marzo del siguiente año.
p**) cifras provisionales: corresponden a los datos o indicadores que se generan con información de los nacidos vivos ocurridos en el 2018, y que están sujetos a ajustes por registros posteriores.
Fuente: Registro Estadístico de Nacidos Vivos Ecuador, años 1990 - 2018."

Diagnóstico de corionicidad y edad gestacional

El diagnóstico de corionicidad se realiza mediante ecografía de primer trimestre, todos los embarazos bicigóticos son bicoriales. Se utiliza el feto más grande para determinar la edad gestacional. Establecer tempranamente el número de fetos, la corionicidad y el número de sacos amnióticos es fundamental para establecer el plan de vigilancia en la gestación múltiple y posibles complicaciones. (Xiaohong, 2018, p.14-19).

Mediante ecografía es posible observar el signo de lambda (sacos amnióticos con corion entra las membranas) es patognomónica de bicorionicidad en cualquier momento del embarazo. (Figura 2). El signo de "T" o amnios fusionados sin corion en la base se observa en los embarazos monocoriles, pero este signo pierde sensibilidad después de las 16 semanas. Otra forma de diagnosticar es la presencia de placentas separadas y sexos fetales distintos. Si no es posible definir la corionicidad, se recomienda clasificar el embarazo como monocorial para asegurar un adecuado control y disminuir el riesgo de complicaciones (Rencoret, 2014, p.964-971)

Figura 2

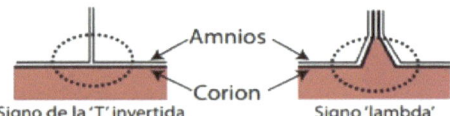

Imagen tomada del articulo "Diagnóstico ecográfico de la corionicodad y amniocidad en el embarazo múltiple". (Gil Guevara. 2015. P.263-268)

Complicaciones en las gestaciones múltiples

Una de los resultados esperados en cuanto a los embarazos multifetales es disminuir la tasa de partos pretérminos, proveer un adecuado espacio intrauterino para el desarrollo fetal, optimizar el cuidado neonatal en la sala de partos, y unidad de cuidado intensivos en caso de requerir. (Fanaroff, Mosby 2002, Vol2. Pp325-9)

Complicaciones del feto y del recién nacido

- Aborto o pérdida intrauterina de uno o más fetos.
- Restricción de crecimiento intrauterino.
- Anomalías congénitas.
- Parto pretérmino (50% en gemelar, 90% trillizos, 100% cuádruples).

A mayor número de fetos, menor duración de la gestación y menor peso de fetos al nacer; conlleva además a un incremento en la mortalidad neonatal que se multiplica por 20 en los embarazos gemelares y por veinte en los trillizos. (Sociedad Española de Fertilidad 2014, pp395-400). Entre otras complicaciones menos frecuentes tenemos el síndrome de distress respiratorio, hemorragia intraventricular, leucomalacia periventricular, retinopatía por prematuridad, enterocolitis necrotizante, ductus arterioso persistente y enfermedades nosocomiales por permanencia hospitalaria, por cualquiera de estas complicaciones. (Lee, 2006, pp777-92).

Complicaciones maternas
El embarazo gemelar se ha asociado con una tasa de complicaciones significativamente altas en comparación a los embarazos simples (Norwitz, 2005, pp338-48). Entre las complicaciones más frecuentes encontramos:

- Náuseas, vómitos, anemia, astenia, aumento excesivo de peso, pirosis y somnolencia.
- La hipertensión inducida por el embarazo es de tres a cinco veces más frecuente, que incluso puede poner en riesgo la vida de la madre y el feto.
- Anomalías placentarias.
- Polihidramnios.
- Diabetes gestacional.
- La amenaza de parto prematuro requiere mayor reposo en cama u hospitalización prolongada.
- La realización de una cesárea es más frecuente en embarazos gemelares y está siempre indicada para partos triples en adelantes. (ACOG PB 144, 2014, pp1118-32).

Entre otras complicaciones que pueden presentarse tenemos dificultades financieras, laborales, depresión, y problemas conyugales. En case de embarazos de trillizos puede ser necesario recurrir a la reducción embrionaria selectiva para mejorar el pronóstico del embarazo. Los equipos de reproducción humana y los pacientes deben ser conscientes de que el embarazo múltiple, incluso el gemelar, es un efecto a evitar en reproducción asistida, aún a costa de una disminución de las tasas de embarazo (Sociedad Española de Fertilidad 2014, pp395-400).

Manejo Prenatal
Estudios de laboratorio
La evaluación de los embarazos múltiples implica cuidados rutinarios pre y postnatales, así como también asesoramiento directo de acuerdo al tipo de embarazo múltiple y a las posteriores complicaciones prenatales. Las guías para la evaluación de este tipo de embarazos han sido establecidas por la ACOG (Colegio Americano de Gineco-Obstetricia), e incluye los siguientes exámenes rutinarios (ACOG, 2014, pp1118-32):
- Obstétricos: los exámenes rutinarios prenatales están indicados.
- Neonatal: se obtiene un conteo de glóbulos rojos para evaluar presencia o

- ausencia de anemia y policitemia.
- Gasometría arterial sanguínea neonatal y del cordón umbilical: éstas son medidas son utilizadas para evaluar distrés respiratorio, acidosis, y depresión prenatal.
- Screen metabólico: deben evaluarse los niveles de electrolitos y líquidos, así como el estado metabólico, incluido hipoglicemia e hipocalemia.
- Nivel de bilirrubina: esto se obtiene para determinar si existe riesgo de hiperbilirrubinemia asociada con prematuridad o policitemia.

Estudios de imagen.
- Obstétricos: el eco prenatal temprano es utilizado para confirmar un embarazo múltiple y para monitorizar el crecimiento intrauterino.
- Ecocardiograma fetal: éste es usado para el screening de enfermedades cardíacas neonatales.
- IRM fetal: es usado para el screening de anomalías fetales.
- Neonatal: una radiografía de tórax es usada para evaluar el distrés respiratorio. (ACOG, 2014, pp1118-32).

Embarazo monocorial: Se recomiendan al menos nueve controles. Donde están incluidos los exámenes de laboratorio y ecografía a la semana 16, 18, 20, 22, 24, 28, 32, 34 y 36.

Embarazo bicorial: Se recomienda seis controles. Luego del ingreso prenatal y ecografía para definir la corionicidad, se recomienda control obstétrico y ecografía a las 20, 24, 28, 32, 34 y 36 semanas.

Embarazo de trillizos: El seguimiento será definido según la corionicidad con la diferencia que estos controles se harán hasta la semana 34. (Xiaohong, 2018, pp14-19).

A continuación, vamos a desplegar un algoritmo del embarazo múltiple, que servirá como una guía de cómo vamos a realizar un manejo inicial; (Tabla 2)

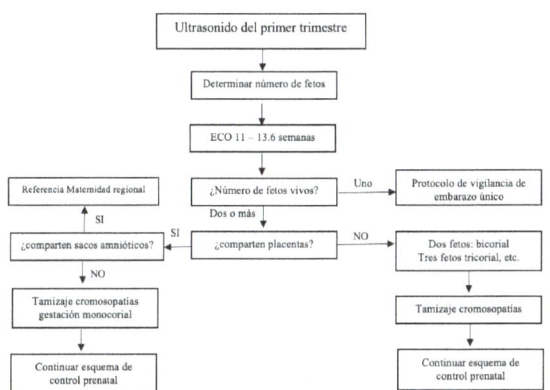

* Para determinar si los fetos en evaluación comparten placentas, es necesario realizar una búsqueda intencionada mediante ecografía de los signos lambda. Figura 2

Complicaciones especificas de los embarazos monocoriales.
Síndrome de Transfusión Feto-Fetal.

El síndrome de transfusión feto-fetal (STFF) es el resultado de una transfusión sanguínea de un gemelo (donante) al otro gemelo (recipiente). El STFF sólo ocurre en gemelos monocigóticos (idénticos) con placenta monocoriónica. El gemelo donante es a menudo mas pequeño con un aproximado de 20% menos peso que el gemelo recipiente.

Igualmente, el gemelo donante es a menudo mas anémico y el gemelo recipiente es a menudo mas pletórico con una diferencia de hemoglobina de más de 5g/dl. (De Paepe, 2013, pp:237-51).

El diagnóstico se realiza bajo las 26 semanas mediante ecografía con la secuencia anhidramnios-polihidramnios donde el saco amniótico mayor mide >8 cm (bajo 20 semanas) y >10 cm entre las 20 y 25 semanas con vejiga fetal grande en el feto receptor y saco <2 cm y ausencia de vejiga en el feto donante. La clasificación más usada es la de Quintero y colaboradores (Tabla 3).

Tabla 3. Estudios clínicos de Quintero para la clasificación del Síndrome de Transfusión Feto-fetal.

Etapa 1	Secuencia polihidramnios/anhidramnios (receptor/donante), vejigas visibles
Etapa 2	Vejiga de gemelo donante no visible en al menos 60 minutos de observación, Doppler fetal de ambos gemelos dentro de límites
Etapa 3	Doppler críticamente alterado en cualquiera de los gemelos: arteria umbilical con flujo ausente/reverso al fin de la diástole,
Etapa 4	Presencia de ascitis, derrame pleural o pericárdico, edema cutáneo o hídrops presente en una o ambos gemelos
Etapa 5	Muerte de uno o ambos gemelos

Estudios clínicos de Quintero para la clasificación del Síndrome de Transfusión Feto-fetal.

Tratamiento

La amnioreducción o amniodrenaje puede realizarse de forma inmediata una vez que se haya diagnosticado el STFF. Este procedimiento se realiza colocando una aguja 20 o 18 dentro de la cavidad amniótica del feto con polihidramnios bajo guía ecográfica. Puede hacerse seguimiento semanal al paciente y evaluar si existe mejoría, lo que se logra mediante el monitoreo de volumen de líquido amniótico de ambos fetos. Si existió una mejoría en el líquido amniótico del feto donante, entonces puede repetirse la amnioreducción sólo si el polihidramnios recurriera.

Se puede realizar una evaluación ecográfica cada 2 a 4 semanas. Si existe evidencia de falla cardiaca, por ejemplo, hipertrófica cardiaca o hídrops, o si no existiera respuesta de la amnioreducción, entonces el paciente debe referirse a un centro de mayor complejidad donde pueda realizarse una fotocoagulación láser por fetoscopia de la placenta. (Rossi AC, 2011, pp: 1145-50).

Restricción de crecimiento fetal selectiva RCFs.

Se presenta en el 15-25% de los embarazos monocoriales. Se diagnostica cuando uno de los gemelos se encuentra bajo el percentil 10 para la edad gestacional. La discordancia mayor a 25% no es criterio de RCFs, pero es indicación de seguimiento ecográfico más estricto. (Rencoret. 2014, pp: 964-971).

Existen 3 tipos definidos por el flujo diastólico en el Doppler de la Arteria Umbilical (AU):

Tabla 4. Clasificación y pronostico de la RCF selectiva en el embarazo monocorial.

Tipo	Doppler arterial umbilical (AU)	Deterioro y muerte
Tipo I	Flujo diastólico presente en la AU	0 – 2.6 %
Tipo II	Flujo diastólico ausente/reverso persistente en la AU	90 – 0%
Tipo III	Flujo diastólico intermitente ausente/reverso en la AU	10 – 15%

Restricción de crecimiento fetal selectiva Tipo I: Tiene buen pronóstico, progresión infrecuente y nula o escasa secuela neurológica el manejo es expectante con seguimiento ecográfico semanal o bisemanal. En caso de presentar un Doppler normal se sugiere la interrupción después de las 35 semanas. (Gratacos, 2012. Pp:28-34).

Restricción de crecimiento fetal selectiva Tipo II: Este grupo se asocia con un deterioro precoz intrauterino en aproximadamente el 90% de los casos con tasas elevadas de mortalidad tanto del feto sano como del afectado. El deterioro precoz requiere interrupción a las 30 semanas. El manejo activo con ligadura de cordón ofrece las tasas mas altas de sobrevida del gemelo normal en comparación con la fotocoagulación láser de la placenta. (Chalouhi 2013, pp: 109-115).

Restricción de crecimiento fetal selectiva Tipo III: El manejo puede ser expectante o activo. No existen estudios que avalen la mejor terapia en RCFs. Opiniones de expertos plantean que el manejo expectante debe ser similar al tipo II, con seguimientos ecográficos con Doppler semanal, si el eco es normal, o seguimientos más frecuentes si hay alteraciones iniciales. El manejo activo con mejores resultados de sobrevida del gemelo sano es la coagulación del cordón del gemelo RCF. (Gratacós E, 2008, pp:669-675).

Indicaciones de cesárea

Las indicaciones absolutas de parto por cesárea son:
- Sufrimiento fetal por alguno de los gemelos.
- Gemelos pagos (siameses).
- Presentación no cefálica del primer gemelo.
- Gemelos monoamnióticos.

- Disparidad evidente de tamaño fetal y placenta previa.

Incluso con los avances en la medicina perinatal/neonatal, el embarazo múltiple presenta un reto en el cuidado prenatal y posnatal. La morbi-mortalidad neonatal va en paralelo al riesgo de parto pretermino y bajo peso al nacer. (Xiaohong 2018, pp:14-19).

BIBLIOGRAFÍA

1. Blickstein I, Shinwell ES. Obstetric Management of Multiple Gestation and Birth. Martin RJ, Fanaroff AA, Walsh MC, eds. Fanaroff and Martin's Neonatal-Perinatal Medicine: Diseases of the Fetus and Infant. 9th ed. Philadelphia, Pa: Saunders/Elsevier, 2011. Chapter 19
2. Guia de práctica clínica, Instituto Mexicano de Seguridad Social, Direccion de Prestaciones Médicas, Unidad de Atención Médica, Coordinación de Unidades Médicas de Alta Especialidad, División de Excelencia Clínica, Varios Autores
3. ACOG Practice Bulletin No. 144; Multifetal gestations: twin, triplet, and higher-order multifetal pregnancies. Obstet Gynecol 2014 May- 123(5): 1118-32.
4. Ananth CV, Chauchan SP. Epidemiology of twinning in develop countries. Semin Perinatol. 2012 Jun. 36(3): 156-61.
5. Xiaohong, Chen Wu, Gestación Múltiple, Revista Médica Sinergia, Vol3, Num:5, Mayo 2018, pp: 14-19,
6. Rencoret, Gustavo, Embarazo Gemelar, Twin Pregnancy, Revista Médica "Clínica Condes" – 2014, 25(6) pp.964-971.
7. Gil Guevara, Diagnóstico ecográfico de la corionicidad y amniocidad en el embarazo múltiple, revista peruana de ginecología y obstetricia. Vol 61, no 3 Lima jul/set 2015, Simposio embarazo múltiple.
8. Chauhan SP, Scardo JA, Hayes E, Abuhamad AZ, Berghella V. Twins: prevalence, problems, and preterm births. Am J Obstet Gynecol. 2010 Oct. 203 (4): 305-15.
9. Series 1.2.3, INEC, Series de nacidos vivos registrados (t+1), por producto de embarazo de la madre, Período 1990 – 2018.
10. De Paepe ME, Luks FI. What and why the patohologist should know about twin-to-twin transfusion syndrome. Pediatr Dev Pathol. 2013 Jul-Aug 16(4):237-51.
11. Quintero RA, Morales WJ, Allen MH, Bornick PW, Johnson PK, Kruger M, Staging of twin-twin transfusion syndrome. J Perinatol. 1999, 19 (8 Pt1) 550-555.
12. Rossi AC, Vanderbilt D, Chmait RH. Neurodevelopmental outcomes after laser therapy for twin-twin transfusion syndrome: a systematic review and meta-analysis. Obstet Gynecol. 2011 Nov. 118 (5): 1145-50.
13. Gratacos et al. A classification system for selective intrauterine growth restriction in monochorionic pregnancies according to umbilical artery Doppler flow in the smaller twin. Ultrasound Obstet Gynecol 2007; 30: 28-34.
14. Chalouhi GE, Marangoni MA, Quibel T, Deloison B, Benzina N, Essaoui M, et al. Active management of selective intrauterine growth restriction with abnormal Doppler in monochorionic diamniotic twin pregnancies diagnosed in the second trimester of pregnancy. Prenat Diagn 2013; 33(2): 109-115.
15. Gratacós E, Antolin E, Lewi L, et al. Monochorionic twins with selective intrauterine growth restriction and intermittent absent or reversed endiastolic flow (Type 3): feasibility and perinatal outcome of fetoscopic placental laser coagulation. Ultrasound Obstet Gynecol 2008; 31: 669-675.

CAPÍTULO 5

ENFERMEDAD MATERNA PREEXISTENTE

CAPÍTULO 5a

HIPERTENSIÓN ARTERIAL
Gina Margarita Ruiz Torres

Introduccion
Los trastornos hipertensivos del embarazo constituyen una de las principales causas de mortalidad materna y perinatal en todo el mundo. Este grupo de enfermedades y afecciones incluyen: hipertensión crónica, hipertensión gestacional, preeclampsia y eclampsia. Se ha estimado que la preeclampsia complica del 2 al 8% de los embarazos a nivel mundial; datos limitados sugieren que presenta un aumento en su incidencia cuando se encuentra en relación con el aumento del peso materno y el estilo de vida sedentario. Datos obtenidos de la Organización Mundial de la Salud (OMS) mencionan que en América Latina y el Caribe, los trastornos hipertensivos son responsables de casi el 26% de las muertes maternas, mientras que en África y Asia contribuyen con el 9% de las muertes. Aunque la mortalidad materna es mucho menor en los países desarrollados que en los países en desarrollo, el 16% de las muertes maternas pueden atribuirse a trastornos hipertensivos.

La mayoría de las muertes relacionadas con trastornos hipertensivos pueden evitarse brindando atención oportuna y efectiva a las mujeres que presentan tales complicaciones. Por lo tanto, la optimización de la atención médica de las mujeres durante el embarazo para prevenir y tratar los trastornos hipertensivos del embarazo es un paso necesario hacia el logro de los objetivos de desarrollo del milenio.

Definicion y Clasificacion
Definir la hipertensión en el embarazo es un desafío porque los niveles de presión arterial en el embarazo son dinámicos, tienen un ritmo circadiano y también cambian con el avance de la edad gestacional.

La Federación Internacional de Ginecología y Obstetricia (FIGO) define a la hipertensión en el embarazo a una presión sistólica sostenida ≥140 mmHg o una presión arterial diastólica sostenida ≥90 mmHg; con base en el promedio de al menos dos mediciones, tomadas con al menos 15 minutos de diferencia, y usando el mismo brazo.

El grado de severidad está determinado por los siguientes valores:

1. **Hipertension no severa:** valores de tensión arterial comprendidos entre 140 -159 mmhg la presión sistólica, 90 – 109 mmhg la presión diastólica.

Así mismo puede subdividirse en dos categorías:

   a. **Leve** presión sistólica (140 -149 mmHg) y presión diastólica (90 -99 mmHg)
   b. **Moderado** presión sistólica (150 -159 mmHg) y presión diastólica (100 -109 mmHg)

2. **Hipertension severa:** presión arterial sistólica ≥ 160 mmHg y presión diastólica ≥ 110 mmHg). (Braunthal & Brateanu, 2019)

Los trastornos hipertensivos específicos del embarazo se nombran según el contexto en el que se identifica por primera vez la hipertensión, y se clasifica en 4 categorías:

1. **Hipertensión preexistente (Crónica)**: precede al embarazo o se desarrolla antes de las 20 semanas de gestación. Por lo general, persiste durante más de 42 días después del parto y puede estar asociado con proteinuria
2. **Hipertensión gestacional:** se desarrolla después de 20 semanas de gestación y generalmente se resuelve dentro de los 42 días posteriores al parto, pero en quienes no se identifica proteinuria.
3. **Preeclampsia:** Hipertensión gestacional asociada a proteinuria significativa (> 0.3 g/24 h, o razón albumina: creatinina ≥ 30 mg / mmol). Existen varios factores de riesgo que predisponen a esta entidad, mismos se mencionan en la Tabla 1.

   A menudo se asocia con restricción del crecimiento fetal debido a insuficiencia placentaria y es una causa común de prematuridad. Como la proteinuria puede ser una manifestación tardía de pre eclampsia debe sospecharse cuando la hipertensión de novo es acompañado de dolor de cabeza, trastornos visuales, dolor abdominal, o pruebas de laboratorio anormales, específicamente plaquetas bajas y / o función hepática anormal. El tratamiento definitivo es el parto.
4. **Preeclampsia superpuesta a hipertensión crónica:** aparición de una proteinuria superior a 0,3 g/24 h en un contexto de hipertensión crónica.

Tabla N°1 Factores de Riesgo para Preeclampsia

FACTORES DE RIESGO

Nuliparidad	Lupus eritematoso sistémico
Gestaciones multifetales	IMC antes del embarazo> 30
Preeclampsia en un embarazo previo	Síndrome de anticuerpos antifosfolipídicos
Hipertensión crónica	Edad de 35 años o mas
Diabetes pregestacional	Enfermedad renal
Diabetes gestacional	Reproducción asistida
Trombofilia	Apnea obstructiva del sueño

Tabla tomada de: ACOG Practice Bulletin No. 202: Gestational Hypertension and Preeclampsia Obstetrics & Gynecology: January 2019 - Volume 133 - Issu

Etiología

Se han encontrado escritos que datan del 2200 a.C., en los que se describe la eclampsia (Lindheimer, 2014) y se ha propuesto una impresionante cantidad de mecanismos para explicar las causas.

Los que se consideran importantes hoy día son los siguientes:

1. Implantación placentaria con invasión trofoblástica anormal de vasos uterinos.
2. Tolerancia inmunitaria mal adaptada entre tejidos maternos, paternos (placentarios) y fetales.
3. Mala adaptación de la madre a los cambios cardiovasculares o inflamatorios del embarazo normal.
4. Factores genéticos, incluidos genes predisponentes heredándose influencias epigenéticas.

Fisiopatología

Cualquier trastorno hipertensivo del embarazo puede provocar preeclampsia. Ocurre en hasta el 35% de las mujeres con hipertensión gestacional y hasta el 25% de las que tienen hipertensión crónica.

La fisiopatología subyacente que sostiene esta transición o superposición de preeclampsia no es bien entendido; sin embargo, se cree que está relacionado con un mecanismo de perfusión placentaria reducida que induce disfunción endotelial vascular sistémica, debido a una invasión citotrofoblástica menos efectiva de las arterias espirales uterinas. La hipoxia placentaria resultante induce una cascada de eventos inflamatorios, alterando el equilibrio de los factores angiogénicos e induciendo la agregación plaquetaria, todo lo cual resulta en una disfunción endotelial manifestada clínicamente como el síndrome de preeclampsia.

Los desequilibrios angiogénicos asociados con el desarrollo de preeclampsia incluyen disminución en las concentraciones de factores angiogénicos como el factor de crecimiento endotelial vascular (VEGF) y el factor de crecimiento placentario (PlGF) y una mayor concentración de su antagonista, la tirosina quinasa 1 similar al factor placentario soluble (sFlt-1)

Impedir la unión de VEGF y PlGF a sus receptores es un factor en la reducción de la síntesis de óxido nítrico, un factor crucial en la remodelación vascular y la vasodilatación, que de otra manera podrían mejorar la isquemia placentaria.
Figura. 1

Se cree que la preeclampsia de inicio temprano (EOPE), que ocurre antes de las 34 semanas de gestación, es causada principalmente por el estrés del sincitiotrofoblasto que conduce a una placentación deficiente, mientras que la preeclampsia de inicio tardío (LOPE), que ocurre a las 34 semanas o después, se entiende que es secundario a que la placenta supera su propia circulación. Vale la pena mencionar que EOPE se asocia más frecuentemente con la restricción del crecimiento fetal que LOPE, debido a una mayor duración de la disfunción placentaria.

Durante el período posparto, hasta el 27.5% de las mujeres puede desarrollar hipertensión de novo. Esto se debe a varios factores, incluida la movilización de líquido desde el espacio intersticial al intravascular, la administración de líquidos y agentes vasoactivos.

El cambio de fluidos aumenta el volumen sistólico y gasto cardíaco de hasta 80%, seguido de una compensación en el mecanismo de diuresis y vasodilatación, que amortigua el aumento de la presión arterial

Figura N°1 Fisiopatología de la Hipertensión Arterial en la gestación

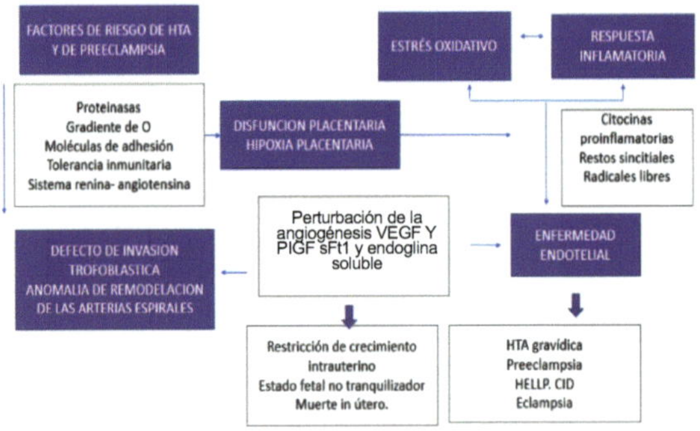

Figura 1. Tomado de N. Sananes y col.

Diagnóstico
Medición de la presión arterial
La Presión Arterial (PA) en el embarazo debe medirse en posición sentada (o lateral izquierdo reclinado durante el trabajo de parto), con el brazo a nivel del corazón, se debe usar un brazalete de tamaño apropiado (es decir, una longitud de 1,5 vece la circunferencia del brazo), y de utilizarse la fase V de Korotkoff para designar la presión arterial diastólica, además se deben realizar todas las mediciones subsecuentes en el brazo que indique los valores más altos (Magee et al., 2014)

Las guías de la Sociedad Europea de Cardiología 2018, hace referencia en relación a los instrumentos de medición y menciona que los esfigmomanómetros de mercurio siguen siendo el estándar de oro para la medición de la PA en el embarazo. Los dispositivos automáticos tienden a registrar por debajo de la PA real y no son confiables, por lo que no se recomiendan. Por lo tanto, solo los dispositivos validados de acuerdo con protocolos reconocidos deben usarse en el embarazo.

Medición de la proteinuria
En el embarazo, la atención se centra en la medición de la proteinuria, ya que se considera crítica para el diagnóstico de preeclampsia, el más peligroso de los trastornos hipertensivos del embarazo. (Côté et al., 2016)
La detección de proteinuria debe estar disponible en todos los centros de atención prenatal, como mínimo todas las mujeres embarazadas deben ser evaluadas para detectar proteinuria al comienzo del embarazo, para detectar enfermedad renal preexistente y para obtener una medición de referencia en mujeres con mayor riesgo de preeclampsia. Según recomendaciones de la OMS se debe realizar el test de proteinuria en el primero de los cuatro controles prenatales, y cuando se haya detectado hipertensión en la paciente gestante.
La Federación Internacional de Ginecología y Obstetricia (FIGO), da las siguientes recomendaciones:

1. Se pueden usar pruebas de tira reactiva en orina para la detección de proteinuria cuando la sospecha de preeclampsia es baja.
2. Se debe sospechar fuertemente de proteinuria significativa cuando la proteinuria en tira reactiva urinaria es $\geq 2 +$
3. La prueba definitiva para proteinuria (recolección de orina de 24 horas) es alentado cuando hay una sospecha de preeclampsia.
4. La proteinuria significativa es ≥ 0.3 g/d en una recolección de orina completa de 24 horas o ≥ 30 mg/mmol (≥ 0.3 mg/mg) creatinina urinaria en una muestra de orina aleatoria.
5. No hay información suficiente para hacer una recomendación sobre la precisión de la relación albúmina: creatinina, aunque los valores <2 mg/mmol (<18 mg/g) son normales y todos los valores ≥ 8 mg/mmol (≥ 71 mg/g) están elevados.
6. En entornos bien dotados de recursos con un control fetal sofisticado, las pruebas de proteinuria no necesitan repetirse una vez que se haya confirmado la proteinuria significativa de preeclampsia
7. En entornos con pocos recursos, las pruebas de proteinuria deben repetirse para detectar proteinuria con tira reactiva 4+, se asocia con un mayor riesgo de muerte fetal.

Criterios Diagnósticos - Preeclampsia

The American College of Obstetricians and Gynecologists (ACOG), establece criterios diagnósticos de Preeclampsia en base a la medición de presión arterial y proteinuria, mismos que se mencionan en la tabla 2

Tabla N°2 Criterios Diagnósticos para Preeclampsia

PRESIÓN ARTERIAL	PROTEINURIA
PAS ≥ 140 mmHg ó PAD ≥ 90 mmHg, en 2 ocasiones separadas al menos 4 horas, después de las 20 semanas de gestación en una mujer con presión arterial normal	≥ 300 mg en orina de 24 horas, ó Relación proteína / creatinina ≥ 0.3 mg/dl, ó Tira reactiva en orina ≥ 2 +
PAS ≥ 160 mmHg ó PAD ≥ 110 mmHg, (La hipertensión severa se puede confirmar dentro de un intervalo corto (minutos) para facilitar oportunamente terapia antihipertensiva).	En ausencia de proteinuria, hipertensión de inicio reciente con el nuevo inicio de cualquiera de lo siguiente: • Trombocitopenia: < 100.000 plaquetas • Insuficiencia Renal: concentraciones séricas de creatinina > 1.1 mg / dL o una duplicación de la concentración de creatinina sérica en ausencia de otra enfermedad renal • Función Hepática Alterada: transaminasasas elevadas dos veces su concentración normal • Edema Pulmonar: • Dolor de cabeza de nueva aparición que no responde a la medicación y no se explica por diagnósticos alternativos o síntomas visuales

Tabla tomada de: *ACOG Practice Bulletin No. 202: Gestational Hypertension and Preeclampsia Obstetrics & Gynecology:* January 2019 - Volume 133 - Issu

Prevencion de Hipertension y Preeclampsia

La Sociedad Europea de Cardiologia 2018 meciona las siguientes recomendaciones:

Se debe informar a las mujeres con riesgo alto o moderado de preeclampsia tomar 100-150 mg de aspirina diariamente desde la semana 12 hasta las semanas 36–37

Se recomienda la suplementación con calcio (1.5–2 g / día, por vía oral) para la

prevención de la preeclampsia en mujeres con baja ingesta alimentaria de calcio (<600 mg / día), debe iniciarse en la primera atención prenatal
Las vitaminas C y E no disminuyen el riesgo de preeclampsia; por el contrario, se asocian más frecuentemente con un peso al nacer <2.5 kg y resultados perinatales adversos.

Tratamiento
El manejo de la hipertensión en el embarazo depende de la presión arterial, la edad gestacional y la presencia de factores de riesgo maternos y fetales asociados.
La mayoría de las mujeres con hipertensión preexistente y función renal normal tienen hipertensión no grave y tienen bajo riesgo de complicaciones cardiovasculares.

Medidas no farmacológicas
Entre varias medidas no farmacológicas, propuestas tales como: reposo estricto en cama, restricción de sodio y reducción de peso durante el embarazo, estas no han demostrado en ningún tipo de trastorno hipertensivo que mejore los resultados del embarazo. (WHO recommendations for Prevention and treatment of pre-eclampsia and eclampsia)

Hospitalización versus Manejo ambulatorio
El manejo ambulatorio en el hogar es una opción solo para mujeres con hipertensión gestacional o preeclampsia sin características graves y requiere evaluación frecuente fetal y materna.

La hospitalización es apropiada para mujeres con características severas y para mujeres en quienes la adherencia al monitoreo frecuente es una preocupación (American College of Obstetricians and Gynecologists, 2019)

Objetivos Terapéuticos
Los umbrales para el inicio de tratamiento y niveles de presión a lograr establecidos por diversas instituciones internacionales se precisan en la tabla 3

Tabla N°3 Objetivos del tratamiento de la presión arterial en el embarazo

	Cuando comenzar el tratamiento	Objetivos del tratamiento
ACOG	≥160/105 para HTA crónica O 160/110 para HTA gestacional o preeclampsia	120-160 / 80-105 para HTA Crónica
SOGC	≥ 160/110 en HTA grave o HTA no grave con condiciones comórbidas*	130-155 / 80-105 para HTA no severa sin comorbilidades o 140 / 90 HTA no grave con comorbilidades*
NICE	> 150/100 para HTA crónica no complicada / HTA gestacional/ preeclampsia o > 140/90 en caso de daño del órgano blanco secundario a HTA crónica	< 150/100, pero diastólica > 80 para HTA crónica O < 150 / 80-100, para la HTA gestacional y preeclampsia
ISSHP	160-170/110 para preeclampsia	Ninguna recomendación

Condiciones comórbidas/comorbilidades*: diabetes mellitus tipo 1 o 2 pregestacional o enfermedad renal , ACOG: Colegio Americano de Obstetricia y Ginecología; HTN: hipertensión; SOGC: Sociedad de Obstetras y Ginecólogos de Canadá; NICE: Instituto Nacional de Excelencia en Salud y Cuidado; ISSHP: Sociedad Internacional para el Estudio de la Hipertensión en el embarazo..

Los objetivos terapéuticos básicos para cualquier embarazo complicado por preeclampsia son: 1) la terminación del embarazo con el menor traumatismo posible para la madre y el feto; 2) nacimiento de un lactante que luego progrese bien, y 3) restauración completa de la salud materna. Cunningham F, Leveno K, 2015, p.749.

Tratamiento Farmacologico
Si bien el objetivo del tratamiento de la hipertensión es reducir el riesgo materno, los agentes seleccionados deben ser efectivos y seguros para el feto.
En la tabla 4 se mencionan los fármacos recomendados por el Colegio Americano de Ginecologia y Obstetricia,

Tabla 4. Agentes antihipertensivos utilizados para el control urgente y ambulatorio de la presión arterial en el embarazo

FARMACO	DOSIS (URGENCIA)	CONTROL AMBULATORIO	COMENTARIO	INICIO DE ACCION
LABETALOL	10–20 mg IV, luego 20–80 mg cada 10-30 minutos a una dosis máxima de 300 mg; o infusión continua 1–2 mg / min IV	200-2400 mg/día, dividido en 2 o 3 dosis	La taquicardia es menos común y menos efectos adversos. Evitar en mujeres con asma, enfermedad miocárdica preexistente, función cardíaca descompensada, y bloqueo cardíaco y bradicardia.	1-2 min
HIDRALAZINA	5 mg IV o IM, luego 5–10 mg IV cada 20 a 40 minutos como máximo dosis de 20 mg; o infusión continua de 0.5–10 mg / h	No se utiliza como primera línea	Dosis mayor asociada con hipotensión materna, dolores de cabeza, y trazados anormales de la frecuencia cardíaca fetal; Puede ser más común que otros agentes.	10-20 min
NIFEDIPINO	10–20 mg por vía oral, repetir en 20 minutos si es necesario. luego 10–20 mg c/ 2–6 horas; dosis diaria máxima es de 180 mg	30 -120 mg/día	Puede observar taquicardia refleja y dolores de cabeza	5-10 min

Fuente: American College of Obstetricians and Gynecologists Practice Bulletin Number 2019.3,12

Terminación Del Embarazo

La terminación del embarazo es la única cura para la preeclampsia. Los demás tratamientos son solamente de sostén para lograr llevar el embarazo a una edad gestacional con feto viable.

Debe terminarse el embarazo con preeclampsia que presente criterios de severidad o en embarazos que presenten restricción de crecimiento intrauterino, oligohidramnios, flujo diastólico umbilical invertido con madurez pulmonar

1. Cunningham, F., Leveno K., Bloom,S., Spong, C., Dashe, J., Hoffman,B., Casey, B., y Sheffield, J. (2015) Trastornos hipertensivos, Obstetricia de Williams, (pp 728 – 769), Mexico DF, Mexico: McGRAW-HILL INTERAMERICA EDITORES
2. Phyllis, A (2019), Management of hypertension in pregnant and postpartum women. UpToDate, Recuperado de: https://www.uptodate.com/contents/management-of-hypertension-in-pregnant-and-postpartum-women?search=HYPERTENSION%20IN%20PREGNANT&source=search_result&selectedTitle=1~150&usage_type=default&display_rank=1
3. Magloire, L., Funai,E. (2019), Gestational hypertension, UpToDate, Recuperado de: https://www.uptodate.com/contents/gestational-hypertension?search=HYPERTENSION%20IN%20PREGNANT&source=search_result&selectedTitle=2~150&usage_type=default&display_rank=2
4. Phyllis, A (2019), y Sibai , B., Preeclampsia: Clinical features and diagnosis, , UpToDate, Recuperado de: https://www.uptodate.com/contents/preeclampsia-clinical-features-and-diagnosis?search=HYPERTENSION%20IN%20PREGNANT&source=search_result&selectedTitle=5~150&usage_type=default&display_rank=5
5. Norwitz, E (2019), Preeclampsia: Management and prognosis, UpToDate, Recuperado de: https://www.uptodate.com/contents/preeclampsia-management-and-prognosis?search=HYPERTENSION%20IN%20PREGNANT&source=search_result&selectedTitle=8~150&usage_type=default&display_rank=8
6. Espinoza,J., Vidaeff, A,. Pettker, C., y Simhan, H., (2019). Gestational Hypertension and Preeclampsia. American College of Obstetricians and Gynecologists, 133(1), 1-25, recuperado de: https://journals.lww.com/greenjournal/Fulltext/2019/01000/ACOG_Practice_Bulletin_No__202__Gestational.49.aspx
7. Magee, L., von Dadelszen,P., Stones, W., (2016) , Pregnancy Hypertension, Federacion Internacional de Ginecología y Obstetricia (FIGO), recuperado de: glowm.com/pdf/NEW-Pregnancy_Hypertension-Final.pdf
8. Magee, L., Pels, A., Helewa, M., Rey E., y Von Dadelszen. (2014). Diagnosis, evaluation, and management of the hypertensive disorders of pregnancy.International Journal of Women's Cardiovascular Health. 105-145. Doi:http://dx.doi.org/10.1016/j.preghy.2014.01.003
9. Magee, L., Pels, A., Helewa, M., Rey E., y Von Dadelszen. The classification, diagnosis and management of the hypertensive (2014. International Journal of Women's Cardiovascular Health. 97-104. Recuperado de: http://79.170.40.175/isshp.com/wp-content/uploads/2011/08/Revised-statement-ISSHP-2014.pdf
10. Regitz, V., Roos, H., Bauersachs, J., Blomstrom, C., Cifkova, R., De Bonis, M., Lung, B., Johnson, M., ……Warnes, C. (2018). Management of Cardiovascular Diseases during Pregnancy. European Society of Cardiology (ESC). 3165–3241. Doi: 10.1093/eurheartj/ehy340
11. Seely, E., Ecker,J., (2014). Chronic Hypertension in Pregnancy. Criculation, 129, 1254-1261. doi: 0.1161/CIRCULATIONAHA.113.003904
12. Braunthal,S., Bratea, A.. (2019). Hypertension in pregnancy: Pathophysiology and treatment. SAGE.Vol:7, 1-15. Doi: 10.1177/2050312119843700
13. RECOMENDATIONS PRECLAMPSIA Y ECLAMPSIA, Organizacion Mundial de la Salud, Recuperado de: https://apps.who.int/iris/bitstream/handle/10665/44703/9789241548335_eng.pdf;jsessionid=A3EB32E7C3707996FCF101BD79B74191?sequence=1

CAPITULO 7f

CITOMEGALOVIRUS
Gissel Jacqueline Ojeda Olmedo

Citomegalovirus es un virus muy bien adaptado, por lo que la prevalencia de infección por este virus es muy elevada en la población en general. En individuos inmunocompetentes, la infección suele cursar de manera asintomática o con sintomatología leve. Tras la primoinfección, el virus pasa a un estado de latencia de por vida, pudiendo aparecer infecciones recurrentes en determinadad situaciones. En inmunodeprimidos, pacien- tes trasplantados, virus de la inmunodeficiencia humana (VIH) o en infección congénita se comporta como un patógeno oportunista, causando enfermedad y secuelas graves e incluso la muerte. (Sara Sanbonmatsu Gámez, 2014)

Es la infeccion viral perinatal más común, que deja secuelas en la etapa neonatal y la infancia, pueden producir defectos congenitos graves si se adquiere durante la gestación especialmente si la infección ocurre antes de las 20 semanas, incidiendo directamente en la morbilidad y mortalidad infantil.

CARACTERISTICAS DEL VIRUS
El Citomegalovirus es un virus con genoma de ADN, que pertenece a la familia Herpesviridae, subfamilia betaherpesvirus. Similar al resto de los miembros de la familia, tiene la capacidad de producir infección latente en su huésped natural con períodos de reactivación intermitente, asociados generalmente a estados de inmunosupresión del individuo. (Aimée Festary Casanovas, 2016) El periodo de incubación del virus es de aproximadamente 40 días.

EPIDEMIOLOGÍA
Los estudios seroepidemiológicos han demostrado que el CMV humano (CMVH) está mundialmente distribuido entre las poblaciones humanas, desde los países desarrollados hasta las comunidades aborígenes. La prevalencia es mayor y el virus se adquiere en edades más tempranas de la vida en los países en vías de desarrollo y en los estratos socioeconómicos más bajos de los países desarrollados. La prevalencia global de la infección por CMVH en la población adulta es alta, con variaciones entre un 40-100 %.

Las variaciones estacionales no afectan la incidencia de la infección. Se han reportado, sin embargo, altos niveles de infección en instituciones dedicadas al cuidado de niños. Existen tres picos de edad para adquirir la infección por CMV: durante la infancia y niñez, en la adultez y durante el embarazo. (Aimée Festary Casanovas, 2016)

Otros factores etiológicos son: bajo nivel socioeconómico, infección por

Trichomonas spp. materno y su número de compañeros sexuales.

La prevalencia de exposición previa en mujeres en edad fértil varía según la región y los ingresos, entre 40 y 83%. El 7,8 de las mujeres seronegativas, 1-4% contraerá una infección primaria durante el embarazo, y la mayoría de ellas las mujeres serán asintomáticas. (Brenna L. Hughes & Cynthia Gyamfi-Bannerman, 2016)

No obstante, se estima que la infección congénita por CMV afecta al 0,2-2,5% de los recién nacidos vivos. La primoinfección durante el embarazo ocurre en el 1-4% de las gestantes. El 40% de los fetos se afectará, siendo el 10% de estos sintomáticos al nacimiento. De los asintomáticos, el 13% desarrollarán secuelas premanentes, principalmente hipoacusia neurosensorial.

La principal importancia de la infección por CMV radica en la gravedad con que puede afectar a neonatos e inmunodeprimidos. El CMV es el principal causante de mor- bimortalidad infantil de origen congénito. Es la infección congénita más frecuente en los países desarrollados y se detecta entre el 0,3 y 2,4% de los recién nacidos. De los neonatos sintomáticos el 4% fallece y el 90% tendrá lesiones, neurológicas principalmente. (R. Collados Navas, 2011)

TRANSMISION
Se puede producir tras el primer contacto con el virus -primoinfección- o como reactivación del virus latente -recurrencia-. Se transmite por distintas vías: a través de saliva, orina, lágrimas, sangre, semen y leche materna. Necesita contacto directo para su transmisión y se destruye fácilmente con el calor, jabón, detergentes y desinfectantes. La transmisión vertical de la madre al feto se produce por vía transplacentaria. (R. Collados Navas, 2011)

El CMV se transmite a través de secreciones; se demuestran altas cargas de virus en la saliva, la orina, las secreciones cervicovaginales y el semen. Los niños <5 años de edad, especialmente los niños <2 años de edad, parecen ser un nido de infección primaria particularmente importante para las mujeres debido a su exposición frecuente a la saliva de los niños y a la orina de los pañales mojados. La transmision sexual podria ser una fuente de infección en mujeres. (Monika L. Dietrich, 2019)

La transmisión intraútero se produce vía placentaria y está relacionada con la inmunidad materna, que no confiere protección absoluta. Así, puede producirse enfermedad neonatal por una primoinfección materna (lo más frecuente, en 25-75%) o por una recurrencia (0,2-2%). La tasa de transmisión aumenta en el transcurso del embarazo: 20-40% en el primer trimestre y 40-70% en el tercero. Sin embargo, los fetos expuestos en los 2 primeros trimestres tienen más probabilidad de presentar secuelas que los afectados en el último período de la gestación. (R. Collados Navas, 2011)

Además de la infección en el periodo intrauterino entre un 6-60% de los casos de CMV son adquiridos en periodo intraparto, por exposición ambiental, lactancia u otras causas. A pesar de esto los infantes infectados en el periparto raramente demuestran secuelas severas. Múltiples estudios han documentado la importancia de la prevención del CMV en el embarazo, ya que al evaluar diferentes estudios costo-efectivos se ha visto que tamizar a toda la población es innecesario y se prefiere solo tamizar a pacientes de alto riesgo de contagio y/o alteraciones ultrasonografías compatibles además que con simples medidas higiénicas se puede prevenir la infección en este periodo. (Guillen, 2016)

La eliminación posnatal del virus en la leche materna es común en las madres seropositivas, y un estudio mostró que aproximadamente un tercio de los lactantes adquirieron el virus de sus madres con un tiempo medio de incubación de 42 días. (Monika L. Dietrich, 2019)

PATOGENESIS DURANTE EL EMBARAZO

En la mujer embarazada la primo infección se caracteriza por viremia asociada a infección placentaria causada por el paso de IgG. La IgG es capaz de (debido a su peso molecular) atravesar el sincitotrofoblasto y a medida que directamente avanza el embarazo este paso de IgG aumenta y con esta la tasa de infección.

La respuesta inmune humoral es la encargada de la protección en mujeres seropositivas hasta en un 93% y dada esta respuesta la infección del feto y la presencia de síntomas al nacer son infrecuentes. (Guillen, 2016)

La comprensión de los mecanismos fisiopatológicos que afectan la transmisión transplacentaria del virus y la virulencia de la infección fetal es limitada. El papel de la edad gestacional en el momento de la infección materna es claramente un determinante importante tanto de la transmisión como del resultado, como se señaló anteriormente. La presencia de inmunidad materna por infección previa por CMV disminuye el riesgo de infección fetal en aproximadamente un 70%.

Varias citocinas, incluidos los marcadores proinflamatorios y antiinflamatorios, fueron encongtradas en cantidades elevadas en el líquido amniótico de las mujeres que transmitieron el virus al feto. Se han encontrado niveles elevados de factor de necrosis tumoral alfa y ligando de quimiocina 2 (CCL2), un reclutador de monocitos, células T de memoria y células dendríticas en sitios de inflamación, en placentas infectadas con CMV de bebés nacidos muertos en comparación con placentas no infectadas y aquellos infectados con otros virus o bacterias. No está claro si estos cambios en las citoquinas y quimiocinas en la interfaz materno-fetal facilitan la transmisión transplacentaria del virus o el resultado de una infección fetal. Se han investigado los genotipos virales en relación con la transmisibilidad, pero parece que todas las cepas son transmisibles. (Robert F. Pass, 2018)

EFECTOS PLACENTARIOS
A nivel placentario se ha visto una disminución del transporte de oxígeno y de nutrientes sin embargo se presenta morfológicamente con un aumento de tamaño dado por la placentitis y la revascularización que sufre por el daño causado por la replicación del virus, la isquemia secundaria a la vasculitis y el depósito de moléculas inmunológicas.

En reportes histopatológicos se ha visto la presencia de proteínas de replicación viral en células de las vellosidades coriónicas, trofoblasto y células endoteliales de las arterias uterinas, así como depósitos fibrinoides, vellosidades avasculares y edema; cambios que se han visto disminuidos en mujeres tratadas con globulina hiperinmune específica para CMV (HIG) lo que significa que suprime la replicación y previene la disfunción placentaria mejorando el desenlace feto placentario.

El valor predictivo de la carga viral en la placenta ha sido estudiado, donde se vio que en presencia de una carga viral baja menor a 33copias/5 ng ADN la respuesta inflamatoria era limitada y no habían daño orgánico inmuno-mediado ,cuando la carga correspondía a 5490 copias/5 ng ADN la carga viral era también mayor en otros órganos principalmente tejido cerebral y se observaba mayor infiltrado de linfocitos CD8+ aparentemente responsables del daño inmunológico, por último se observó que una carga viral en placenta de 12 700 copias/5 ng DNA presentaba una villitis y necrosis difusa así como compromiso de la función placentarios. (Guillen, 2016)

MANIFESTACIONES CLINICAS
Las infecciones primarias maternales por CMV durante el embarazo

generalmente no se reconocen clínicamente. Aunque se puede observar una enfermedad similar a la mononucleosis con fiebre prolongada, malestar general, adenomatitis, erupción cutánea, faringitis y transaminasas hepáticas anormales con infección primaria por CMV, es poco común incluso en mujeres embarazadas. (Robert F. Pass, 2018)

Las mujeres inmunocomprometidas también pueden llegar a presentar un cuadro de meningoencefalitis, retinitis, miocarditis, neumonitis, hepatitis y/o una gastroenteritis viral. Durante un periodo de infección materna primaria hasta un 40% de los fetos se verán infectados mientras que en una recurrencia solo en 0.15%-1% de los casos.

La mayoría de recién nacidos así como de lactantes se encuentran asintomáticos al nacer, pero pueden presentar secuelas tardías como retardo mental, discapacidades en el aprendizaje, parálisis cerebral, epilepsia, sordera total o parcial y déficit visual o ceguera. (Guillen, 2016)

El cuadro clínco infección de CMV sintomático moderado a grave se define como los bebés que están infectados y que tienen múltiples manifestaciones o tienen afectación del sistema nervioso central (SNC); cCMV levemente sintomático se define como bebés que tienen una o dos manifestaciones aisladas que son leves y transitorias; el cCMV asintomático con hipoacusia neurosensorial aislada (SNHL) se define como bebés que no tienen síntomas clínicos aparentes aparte de la pérdida auditiva; y cCMV asintomático se define como bebés que no tienen anormalidades aparentes al nacer y tienen audición normal. (Monika L. Dietrich, 2019)

MANIFESTACIONES CLÍNICAS DE LA INFECCIÓN CONGÉNITA POR CMV

La enfermedad por inclusión citomegálica incluye principalmente afectación del sistema retículo endotelial, el sistema nervioso central y es frecuente la prematuridad.

Otras manifestaciones clínicas frecuentes son: plaquetopenia, anemia, ictericia, hepatoesplenomegalia y restricción de crecimiento. Además, puede presentarse microcefalia, convulsiones, hipotonía y letargia, coriorretinitis, atrofia óptica.
De estos, 50-60 % presentarán secuelas importantes como:
- -Retraso psicomotor (45-90 %),
- - Déficit auditivo neurosensorial (30-65 %) que puede ser de aparición

- tardía y
- - Déficit visual (15-30 %)
- El 85-90 % de los neonatos son asintomáticos al nacimiento. De estos, 10-15 % pueden presentar secuelas de aparición tardía principalmente defectos auditivos (11- 12 %) y retraso psicomotor (6,5 %). (Aimée Festary Casanovas, 2016)

DIAGNÓSTICO

En el caso de la madre el diagnostico se basa en la presencia de anticuerpos en sangre, así como los síntomas clínicos maternos y/o fetales.

La prueba diagnóstica de referencia es la serología (con la determinación de inmunoglobulinas IgG e IgM). La seroconversión es la forma más fiable de diagnosticar una infección primaria, pero la falta de controles preconcepcionales hace difícil distinguir la primoinfección de una reactivación del virus, por lo que habría que recurrir a técnicas más específicas para el diagnóstico serológico, como los ensayos de avidez de IgG o la detección de anticuerpos neutralizantes. (R. Collados Navas, 2011)

Por este motivo el método de elección es la presencia de IgG especifico contra CMV, el cual va a aumentar lentamente asociado a la presencia de anticuerpos IgM en aumento sin embargo estos van a ser positivos tanto en primo infección, así como en reinfecciones y pueden permanecer positivos hasta 12 meses postinfeccion. (Guillen, 2016)

Las gestantes con seroconversión demostrada o anticuerpos IgM positivos son candidatas a realizar amniocentesis como técnica de diagnóstico prenatal, una vez determinada la infección materna. La amniocentesis debe realizarse a partir de la semana 21, cuando el feto ya excreta orina en líquido amniótico. Además, debe haber pasado suficiente tiempo tras la infección para evitar falsos negativos (al menos 7 semanas tras la fecha de infección de la embarazada, si esta es conocida). (R. Collados Navas, 2011)

Las pruebas de anticuerpos IgM contra proteínas virales específicas se han utilizado para mejorar la especificidad de los resultados de CMV IgM, pero es poco probable que tales pruebas estén ampliamente disponibles64,65. Si el suero previamente recolectado y los resultados de las pruebas serológicas previas al CMV no están disponibles, el siguiente paso es evaluar la avidez del anticuerpo IgG contra el CMV. Con infección primaria, la IgG inicial es de baja avidez, madurando a alta avidez en unos pocos meses o más. La presencia de anticuerpos IgM y anticuerpos IgG de baja avidez proporciona una fuerte evidencia de infección primaria reciente. (Robert F. Pass, 2018)

La reacción en cadena de la polimerasa (PCR) cuantita- tiva en líquido amniótico a partir de la semana 21 permite el diagnóstico fetal y determina el grado de afectación fetal en gestantes con primoinfección de forma fiable (si hay menos de $10*3$ copias/ml los niños resultarán asintomáticos, si hay más de $10*5$ copias/ml la infección será sintomá- tica), con una sensibilidad del 90-98% y una especificidad del 92-98%. El cultivo del CMV en líquido amniótico es 100% específico pero es poco sensible. (R. Collados Navas, 2011)

Sin embargo, ni el cultivo ni la PCR van a servir como marcadores de severidad y todo caso debe ser monitorizado con Ecografía periódicamente para controlar el progreso del embarazo. (Guillen, 2016)

El diagnóstico postnatal de CMV se realiza preferiblemente a través de la reacción en cadena de la polimerasa (PCR) en tiempo real de saliva, orina o ambas tan pronto como sea posible después del nacimiento y dentro de las 3 semanas posteriores al nacimiento.

Los médicos deben tener en cuenta que analizar la saliva en la sala de partos puede aumentar el riesgo de falsos positivos de las secreciones cervicovaginales; además, la positiva debe confirmarse con una muestra repetida. La PCR es superior al cultivo viral para el diagnóstico, y la orina no es superior a la saliva. (Monika L. Dietrich, 2019)

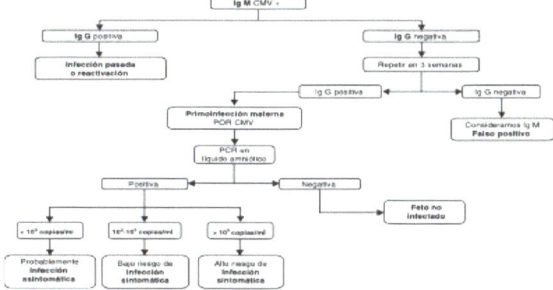

FIGURA 1: Algoritmo diagnóstico de infección por citomegalovirus materno fetal. Modificada de: Baquero-Artigao F. Citomegalovirus congénito: ¿es necesario un cribado serológico durante el embarazo? Enferm Infec Microbiol Clin. 2010;28:363-36

TRATAMIENTO
Existen vacunas en fase de experimentación pero actualmente ninguna ha demostrado eficacia suficiente para justificar su administración. La vacuna ideal sería aquella que se pudiera administrar a una mujer seronegativa para CMV, con el propósito de evitar la primoinfección durante el embarazo. El tratamiento de la gestante con primoinfección tendría como propósito impedir la transmisión al feto, mientras que el posnatal estaría encaminado a minimizar las alteraciones neurológicas de los neonatos seriamente afectados. (R. Collados Navas, 2011)

Para el tratamiento durante el embarazo se ha utilizado antivirales como el ganciclovir y su forma oral valganciclovir lo que ha logrado disminuir la carga viral sin embargo no se ha demostrado su efectividad como tratamiento para disminuir el riesgo de infección congénita intrauterina y además se ha relacionado con un aumento de perdidas gestacionales. Otros antivirales como el foscarnet y el cidofovir también se han empleado sin mayor resultado. (Guillen, 2016)

Aunque se ha demostrado de la mejor manera de prevenir la primo infeccion es teniendo medidas higienicas estrictas entre otras accciones con el fin de prevenirlo.

El tratamiento para los neonatos según varios estudios y consensos, han acordado tratar a los bebés que presentan síntomas de moderados a graves al nacer, y muchos expertos también recomiendan tratar a los bebés con pérdida auditiva únicamente. El tratamiento consiste en valganciclovir oral a una dosis de 32 mg / kg / día dividida dos veces al día (16 mg / kg / dosis) durante un período de 6 meses. Si no es posible el tratamiento oral, se puede administrar ganciclovir por vía intravenosa a una dosis de 12 mg / kg / día dividida dos veces al día. Los efectos adversos con valganciclovir son menos comunes que con ganciclovir. Se produce neutropenia significativa en aproximadamente dos tercios de los bebés tratados con ganciclovir y aproximadamente una quinta parte de los bebés tratados con valganciclovir. También se puede observar hepatotoxicidad y trombocitopenia, especialmente con ganciclovir. (Monika L. Dietrich, 2019)

PREVENCIÓN
Cambios de comportamiento
Dado que los niños pequeños son el vector de infección más común en el CMV primario, varios grupos han investigado cómo los cambios de comportamiento

pueden afectar el riesgo de infección con resultados algo alentadores. Tal les como lavado de manos, evitar contacto directo como besos con niños, evitar contacto íntimo y evite compartir utensilios, alimentos, bebidas y paños. (Monika L. Dietrich, 2019)

De momento, la promoción de medidas higiénicas y hábitos de vida saludables en gestantes son el único y fundamental método en la prevención de la infección con- génita por CMV.

Todas las mujeres embarazadas deben recibir información sobre la infección congénita por CMV. Esta información debe incluir los peligros potenciales de la infección por CMV para el feto, las fuentes más probables de infección y los pasos para prevenirla. Actualmente no se recomienda la detección universal de todas las mujeres embarazadas para ayudar en el diagnóstico de infección primaria por citomegalovirus. (Robert F. Pass, 2018)

BIBLIOGRAFÍA

1. Sara Sanbonmatsu Gámez, M. P. (2014). Infección por citomegalovirus humano. *Enfermedades Infecciosas y Microbiología Clínica.*, 15-22.
2. Aimée Festary Casanovas, V. K. (2016). Manejo de las infecciones por citomegalovirus y virus herpes simple en gestantes y recién nacidos. *Rev Cubana Obstet Ginecol*, 1-15.
3. Brenna L. Hughes, M. M., & Cynthia Gyamfi-Bannerman, M. M. (2016). Diagnosis and antenatal management of congenital cytomegalovirus infection. *Society for Maternal-Fetal Medicine (SMFM) Consult Series*, B5-B11.
4. R. Collados Navas, y. J. (2011). Infección congénita por citomegalovirus: la gran desconocida. *Semergen*, 549-553.
5. Monika L. Dietrich, M. J. (2019). Congenital Cytomegalovirus Infection. *Ochsner Journal*, 123-130.
6. Guillen, G. C. (2016). CITOMEGALOVIRUS EN EL EMBARAZO. *Revista Médica Sinergia*, 7-13.
7. Robert F. Pass, R. A.-B. (2018). Maternal and fetal cytomegalovirus infection: diagnosis, management, and prevention . *F1000Research*, 1-14.

CAPITULO 7g

VIRUS DE LA INMUNODEFICIENCIA HUMANA (VIH)
Rebeca Estefanía Montenegro Velalcázar

Epidemiología

En la década de los 80, se reportaron los primeros casos de infección por VIH; en la actualidad más de 36 millones de personas viven con la infección en el mundo. De las cuales, 3,4 millones son adultos, más de 17 millones son mujeres y alrededor de 2 millones son niños/as y adolescentes menores de 15 años. (Guía práctica clínica, MSP. 2019)

En el Ecuador, el Ministerio de Salud Pública (MSP) reportó en el 2017, 49.541 casos acumulados (desde 1984 hasta el 2016) de VIH/sida, de los cuales 37.748 casos son VIH y 11.793 casos SIDA; se han registrado 17.574 defunciones por esta causa.

Según la región en el Ecuador, la costa registra mayor número de casos de VIH con 74.1% de casos, la región sierra presenta 20.3%, región amazónica 1,3% y la región insular 0,11%. Las provincias con mayor prevalencia son: Guayas (53,2%), Pichincha (10,2%), El Oro (5,5%), Manabí (4,5%), Los Ríos (3,8%) y Esmeraldas (4,4%). (Informe GAM/Monitoreo Global del SIDA. MSP. 2017)

La prevalencia de VIH en el Ecuador es mayor en las poblaciones claves y vulnerables. Se reportó un estudio realizado por EQUIDAD 2011, en donde se reportó que el 11% de hombres que tienen sexo con hombres presentan infección por VIH. De la misma manera, según el informe GAD 2017, el 3,2% de mujeres que ejercen trabajo sexual están infectadas con este virus.

La tasa de incidencia en el Ecuador en el 2016 fue de 3,48% por 10.000 habitantes, con 4.862 nuevos diagnósticos en los establecimientos del MSP y 6.653 en la Red Pública Integral de Salud. El 90,18% de los casos de VIH/sida se concentró en el grupo de edad de 15 a 49 años, con una relación hombre:mujer de 2,58:1. (Informe GAM/Monitoreo Global del SIDA. MSP. 2017)

Estructura del virus

El VIH pertenece a la familia de los retrovirus, los cuales son RNA virus. Poseen una enzima denominada transcriptasa reversa que es básica para completar el ciclo de vida de todos los miembros de esta familia al crear DNA del RNA viral, el cual se integra al genoma de la célula huésped desde donde se realiza la regulación del genoma viral para la producción de nuevos viriones. Dentro de esta familia existen dos subfamilias que contienen patógenos para los humanos, los oncovirus y los lentivirus.

La familia de lenticulados incluyen a dos VIH tipo 1 y tipo 2. El tipo 1 está diseminado en todo el mundo, siendo el responsable de la mayoría de los casos de infección de VIH, el tipo 2 se encuentra registrado a África Oeste y países con lazos históricos y comerciales en esta región.

Conformación estructural de VIH-1
Es una estructura icosahédrica de aproximadamente 110 nm de diámetro, tiene una cubierta externa formada por una membrana lipídica, en donde se insertan glucoproteínas gp120 (glucoproteína de superficie) y gp41 (glucoproteína transmembrana) y proteínas derivadas de la célula huésped entre las que se encuentran receptores celulares y antígenos de histocompatibilidad de clase I y II. Debajo de la membrana lipídica, se encuentra la proteína matriz p17 que se une a la gp41.
- Cápside icosédrica formada por la proteína p24.
- Capa interna o nucleotide: contiene el RNA viral, la nucleoproteína p7 y algunas enzimas. El genoma del VIH está formado por dos moléculas de RNA monocaternario, idénticas, de polaridad positiva.

Los tres genes estructurales característicos de los retrovirus (env, gaga y pol) presentan una serie de genes reguladores (tat, rev, nef, vif, vpr, vpu, vpx y tev) que determinan la síntesis de proteínas reguladoras, imprescindibles en la replicación viral.

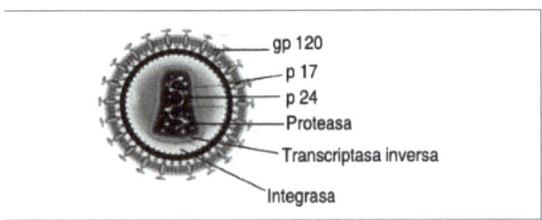

Figura 1. Estructura VIH-I

Ciclo de replicación
Las células que el VIH invade son esencialmente los linfocitos T CD4+, también invade en menor medida los monocitos/macrófagos, las células dendríticas, las células de Langerhans y las células de microglia del cerebro. La replicación viral tiene lugar en diversos tejidos como: ganglios linfáticos, intestino, cerebro, timo, etc. Los ganglios linfáticos constituyen la principal sede de replicación.

Fisiopatología
El virus de inmunodeficiencia humana se adhiere a las células T del huésped y penetra en ellas a través de la medicación de moléculas CD4+ y receptores de quimiocina. Después de la adhesión, el RNA y varias de las enzimas codificadas

por el VIH se liberan dentro de la célula huésped.

Para que el virus se replique, la transcriptasa reversa debe copiar al RNA del HIV para producir DNA proviral; este mecanismo de copiado es susceptible de errores que producen mutaciones frecuentes y, en consecuencia, nuevos genotipos de HIV. Estas mutaciones facilitan la generación de HIV resistente al control del sistema inmunitario del huésped y a algunos antirretrovirales.

El DNA proviral ingresa en el núcleo de las células huésped y se integra en el DNA del huésped mediante un proceso en el que participa la integrasa, otra enzima del HIV. Durante cada división celular, el DNA proviral integrado se duplica junto con el DNA del huésped. A continuación, el DNA proviral del HIV puede transcribirse a RNA y traducirse a sus proteínas, como las glucoproteínas 41 y 120 de la envoltura. Estas proteínas se ensamblan en viriones de HIV en la membrana interna de la célula huésped y brotan de la superficie celular dentro de una envoltura de la membrana celular humana modificada. Cada célula huésped puede producir miles de viriones.

Después de la gemación, la proteasa, que es otra enzima del virus, escinde las proteínas virales, lo que convierte al virión inmaduro en un virión infeccioso maduro.

Los linfocitos CD4+ infectados producen > 98% de los viriones presentes en el plasma. Un subgrupo de linfocitos CD4+ infectados constituye un reservorio de HIV que puede reactivarse (p. ej., si se suspende el tratamiento antiviral).

Los viriones tienen una vida media plasmática de alrededor de 6 horas. En la infección por HIV entre moderada y grave, entre 108 y 109 viriones se crean y se eliminan todos los días. La replicación intensa del HIV y la frecuencia elevada de los errores de transcripción generados por la transcriptasa reversa provocan numerosas mutaciones, lo que eleva la probabilidad de que se desarrollen cepas resistentes a la inmunidad del huésped y los fármacos. (Cachay, 2018).

Mecanismos de transmisión del virus
Tres principales formas de transmisión:
1. Sexual: por el contacto de secreciones infectadas con la mucosa genital, rectal u oral de la otra persona.
2. Parenteral (sangre): a través de jeringuillas contaminadas, puede ser por la utilización de drogas intravenosas o a través de los servicios sanitarios, también en personas hemofílicas, que han recibido transfusión de sangre o productos contaminados derivados de sangre; en menor número, trabajadores de la salud que estén expuestos a la infección en un accidente de trabajo como cuando una herida entra en contacto con sangre contaminada. La profilaxis inmediata puede reducir al riesgo a < 1/1.500.

3. Vertical (madre a hijo): puede ocurrir durante las últimas semanas del embarazo, durante el parto, o al amamantar al bebé. De estas situaciones, el parto es el periodo más vulnerable. Si tratamiento, el riesgo de transmisión al nacer es de aproximadamente 25 a 35%.

Otras causas menos frecuentes de transmisión de la infección de VIH son a través de transfusiones y trasplantes; debido al rastreo de sangre con pruebas de detección de anticuerpos contra VIH y de RNA del virus a donantes de sangre, la probabilidad actual de contraer la infección durante la transfusión de sangre es de <1/2.000.000 por unidad de sangre en Estados Unidos.

En raras ocasiones, se han reportado casos de transmisión de VIH a través de trasplantes de órganos pertenecientes a donantes seropositivos para VIH. La transmisión de VIH es posible a través de la inseminación artificial con esperma de donante seropositivo.

Factores de riesgo
Factores de riesgo incluyen: carga viral, coito receptivo anal o vaginal sin preservativo, múltiples parejas sexuales, pareja de estatus serológico desconocido, sexo bajo la influencia de drogas recreacionales, infecciones de transmisión sexual, ausencia de circuncisión, determinados tipos de antígenos leucocitarios humanos HLA.

Diagnóstico de VIH
El diagnóstico presuntivo se realiza con ELISA (prueba de detección sistemática, cuya sensibilidad es mayor al 99,5%).

El Western blot (prueba de inmunotransferencia), los múltiples antígenos del VIH provocan la reacción antígeno-anticuerpo específica. Es una prueba concluyente de infección por VIH.

La carga viral determina la cantidad de RNA viral en el plasma. La alta carga viral se asocia a mal pronóstico. Además, se utiliza para monitorear el efecto de la terapia antiretroviral.

El diagnóstico de SIDA: 200 CD4+ células/mm3 (normal: 500 – 1500 células/mm3).

Tabla 1. Métodos para el diagnóstico de VIH

Métodos indirectos	Pruebas de tamizaje/screening
	♦ Pruebas rápidas
	♦ Ensayo de inmunoanálisis enzimático (EIA)
	Pruebas confirmatorias
	♦ Quimioluminiscencia (CLIA)
	♦ Inmunofluorescencia indirecta (IFI)
	♦ Western Blot
Métodos directos	Técnicas cuantitativas
	♦ Carga viral del VIH (PCR tiempo real, amplificación de ácidos nucleicos con tecnología NASBA, amplificación de una señal unida a moléculas ARN viral o bDNA)
	♦ Cultivo del virus
	♦ Detección de antigenemia (antígeno p24 viral)
	♦ Detección de la actividad retrotranscriptasa (RT) VIRAL vih-1 p24 Ultra ELISA

Tomado de: Sociedad Española de enfermedades infecciosas y Microbiología Clínica. Procedimientos en microbiología clínica. 2014.

Fases de infección de VIH

Infección aguda: su presentación es variable, en algunos casos puede ser asintomática, tener varios síntomas no específicos o puede presentarse como un síndrome de mononucleosis, con síntomas similares a un resfriado común. Se manifiesta en un lapso de 2 a 4 semanas de adquirirla. En esta fase, el VIH de reproduce rápidamente y se propaga por todo el cuerpo. El virus ataca y destruye a los linfocitos CD4 del sistema inmunitario. Durante esta fase, la concentración de ese virus en la sangre es muy alta, aumentando considerablemente su riesgo de transmisión.

La presencia de síntomas y su duración por más de 14 días, está relacionada con una rápida progresión a fase de SIDA. (Asociación Panamericana de Infectología. 2017)

Infección crónica por el VIH (infección asintomática por VIH o latencia clínica): durante esta etapa, el VIH continúa multiplicándose en el organismo, pero en concentraciones muy bajas. Sin tratamiento antiretroviral, la infección crónica por VIH generalmente se convierte en SIDA en el transcurso de 10 años o más. Las personas que utilizan tratamiento antiretroviral (TAR) pueden mantenerse en esta etapa durante décadas. En esta etapa aún es posible la transmisión; sin embargo, las personas que reciben TAR exactamente como se les ha prescrito y mantienen una carga viral indetectable, no tienen riesgo alguno eficaz de transmitir el virus a su pareja VIH negativa a través del sexo.

Fase SIDA o sintomática: El SIDA constituye la etapa crítica de la infección por VIH. En esta fase de la infección, el portador del VIH posee un sistema inmunológico que probablemente sea incapaz de reponer los linfocitos T CD4+ que pierde bajo el ataque del VIH y también ha visto reducida su capacidad citotóxica hacia el virus. Este fenómeno coincide con el aumento en las tasas de replicación del virus, que merma la capacidad de reacción del anfitrión ante otros agentes causantes de enfermedades. El portador del virus es presa potencial de numerosas infecciones oportunistas que le pueden conducir a la muerte: neumonía por P. jiroveci, sarcoma de Kaposi, tuberculosis, candidiasis e infección por citomegalovirus son algunas de las infecciones más frecuentes que atacan a los seropositivos que han desarrollado SIDA. Sin tratamiento antiretroviral, por lo general, las personas viven aproximadamente 3 años.

Enfermedades asociadas

Cuando el conteo de células CD4+ disminuye, existe el riego de reactivación de infecciones antiguas (ej. TB, HSV, herpes), diseminación de infecciones bacterianas y fúngicas (ej. coccidioidomicosis), y aumento de linfoma no-Hodgkin.

Tabla 2. Enfermedades asociadas al conteo de células CD4+

Conteo de células CD4+ < 500/mm3
Candida albicans
EBV
Bartinella henselae
HHV-8
HPV
Conteo de células CD4+ <200/mm3
Histoplasma capsulatum
HIV
JC virus (reactivación)
Pneumocystis jirovecii
Conteo de células CD4+ <100/mm3
Aspergillus fumigatus
Candida albicans
CMV
Cryptococcus neoformans
Cryptosporidium spp.
EBV
Mycobacterium avium-intracelular
Toxoplasmosis gondii

Elaborado por la autora del capítulo

Tratamiento antiretroviral (TAR)

Consiste en el uso de medicamentos contra el VIH. Se recomienda su pronta utilización, en todas las personas infectadas con el VIH. Por lo general, el régimen de tratamiento inicial de dicha infección incluye tres o más medicamentos contra el VIH de por lo menos dos clases diferentes.

El inicio del TAR en la infección aguda tiene grandes ventajas, como acortar la duración y gravedad de los síntomas, suprimir rápidamente la replicación viral, reducir la diversidad viral y el reservorio (ADN proviral), normalizar la cifra de linfocitos CD4 y el cociente CD4/CD8, reducir la activación inmunológica, preservar o restaurar la inmunidad específica frente al VIH-1 y reducir el riesgo de transmisión del VIH.

Al momento existen cuatro familias de medicamentos antirretrovirales, los cuales inhiben enzimas y estructuras diana durante la replicación viral del VIH. Tabla 3

Tabla 3. Familias de medicamentos ARV

Inhibidores de la Transcriptasa inversa (ITI)	Inhibidores de la Transcriptasa inversa análogos nucleótidos (ITIAN)
	Inhibidores de la Transcriptasa inversa análogos no nucleótidos (ITIANN)
Inhibidores de la proteasa (IP)	
Inhibidores de la entrada	Inhibidores de la fusión (IF)
	Inhibidores de correceptores (análogos de CCR5)
Inhibidores de la integrada (INI)	
Otros	

Elaborado por la autora del capítulo

Actualmente en el manejo farmacológico de VIH, el inicio de la terapia antiretroviral se debe realizar a todo paciente con diagnóstico de infección por VIH, sin importar el conteo de CD4+ ni el estadio clínico.

Los esquemas preferenciales empleados anteriormente estaban conformados por dos ITIAN, más un tercer fármaco que podía ser un ITIANN o IP potenciado. En la actualidad se prefiere como tercer fármaco a un INI, debido a que esta nueva combinación ha mostrado mejor respuesta virológica con disminución de efectos secundarios a corto y largo plazo.

Tabla 4. Esquema tratamiento ARV para adolescentes y adultos

	Régimen	Medicamentos	Posología
		PREFERENTE	
	2 ITIAN / INI	TDF[1] / 3TC / DTG[2]	300 / 150 / 50 mg, vía oral, una vez al día.
		TDF / FTC + DTG	300 / 200 / 50 mg, vía oral, una vez al día.
		ALTERNATIVAS	
Adultos y adolescentes >13 años	2 ITIAN + INI	TDF / 3TC + RAL	300 / 150 mg, Vía oral, una vez al día. + 400 mg, Vía oral, dos veces al día.
		TDF / FTC + RAL	300 / 200 mg, Vía oral, una vez al día. + 400 mg, Vía oral, dos veces al día.
	2 ITIAN + ITIANN	TDF / 3TC + EFV[3]	300 / 150 mg, vía oral, una vez al día. + 600 mg, vía oral, una vez al día.
		TDF / FTC/EFV	300 /200/600 mg, vía oral, una vez al día.
	2 ITIAN + IP	TDF / 3TC + DRV/r[4]	300 / 150 mg, vía oral, una vez al día. + 800 mg / 100 mg, vía oral una vez al día.
		TDF / FTC + DRV/r	300 / 200 mg, vía oral, una vez al día. + 800 mg / 100 mg, vía oral una vez al día.
	2 ITIAN + INI	ABC[5] / 3TC + DTG	600 / 300 mg, vía oral, una vez al día + 50 mg, vía oral, una vez al día.
	2 ITIAN + INI	ABC / 3TC + RAL	600 / 300 mg, vía oral una vez al día. + 400 mg, vía oral, dos veces al día.
	2 ITIAN + IP	ABC / 3TC + DRV/r	600 / 300 mg, vía oral, una vez al día + 800 mg/100 mg, vía oral, una vez al día
	2 ITIAN + ITIANN	ABC / 3TC + EFV	600 / 300 mg, vía oral, una vez al día. + 600 mg, vía oral, una vez al día
	2 ITIAN + INI	AZT[6] / 3TC + DTG	300 / 150 mg, vía oral dos veces al día. + 50 mg, vía oral, una vez al día
	2 ITIAN + INI	AZT / 3TC + RAL	300 /150 mg, vía oral dos veces al día + 400 mg, vía oral dos veces al día.

Ministerio de Salud Pública del Ecuador. Prevención, diagnóstico y tratamiento de la infección por el virus de inmunodeficiencia humana (VIH) en embarazadas, niños, adolescentes y adultos. Guía de Práctica Clínica. Quito: Ministerio de Salud Pública, Dirección Nacional de Normatización; 2019. Adaptado de: Organización Mundial de la Salud. Guías Consolidadas para el uso de antirretrovirales para el tratamiento y prevención de la infección por VIH. Suplemento 2016 actualización 2018.
TDF: tenofovir; 3TC: lamivudina; ABC: abacavir; DRV: darunavir; DTG: dolutegravir; EFV: efavirenz; FTC: emtricitabina; INI: inhibidor de la integrasa; ITIAN: inhibidor de transcriptasa inversa análogo de los nucleósidos; IP/r: inhibidor de la proteasa potenciado con ritonavir; ITIANN: inhibidor de transcriptasa inversa no nucleósido; RAL: raltegravir; TDF: tenofovir disoproxil fumarato; ATV: atazanavir.

Situaciones especiales
Embarazo

Alrededor del 90% de infecciones por VIH en niños son adquiridas por transmisión materno-infantil. La transmisión del VIH de una madre infectada a su hijo durante el embarazo, el parto y la lactancia, oscila entre 15% al 45%, si no se interviene durante estos periodos. (Guía practica clínica VIH, acuerdo ministerial 2019)

La TARV está indicada en todas las embarazadas, independientemente del número de linfocitos CD4+ y de su carga viral. Su objetivo principal es alcanzar o mantener una carga viral indetectable y así reducir la transmisión materno-infantil.

Mandelbort et al., demostró que al iniciar el TARV antes de la concepción y una CV indetectable, determinan una tasa virtual de transmisión materno-infantil del 0%.

Beneficios de la TARV en el embarazo:
- Reducir la concentración del virus en el organismo de la gestante
- Disminuir el riesgo de transmisión materno-infantil del virus al niño
- Protege la salud de la gestante

Esquema preferencial para terapia antiretroviral en embarazadas

El inicio de la TARV en el embarazo debe incluir como eje central un ITIAN con alto paso transplacentario, y un INI (raltegravir) o un IP/r.

Tabla 5. Régimen de combinación iniciales para mujeres embarazadas sin tratamiento ARV

	REGIMEN	MEDICAMENTOS	POSOLOGÍA
		PREFERENTE	
Mujeres embarazadas	2 ITIAN / INI	TDF / 3TC + RAL	300 / 150 mg vía oral, una vez al día. + 400 mg, vía oral, dos veces al día.
		TDF / FTC + RAL	300 / 200 mg, vía oral, una vez al día. + 400 mg, vía oral, dos veces al día.
		ALTERNATIVAS	
	2 ITIAN + IP	TDF / 3TC + DRV/r	300 / 150 mg, vía oral, una vez al día. + 600mg / 100 mg, vía oral, dos veces al día.
		TDF / FTC) + DRV/r	300 / 200 mg, vía oral, una vez al día. + 600mg / 100mg, vía oral, dos veces al día.
	2 ITIAN + INI	ABC / 3TC + RAL	300 /150 mg, vía oral, una vez al día. + 400 mg, vía oral, dos veces al día.
	2 ITIAN + IP	ABC / 3TC + DRV/r	600 / 300 mg, vía oral, una vez al día. + 600 / 100 mg, vía oral, dos veces al día.
	2 ITIAN + INI	AZT / 3TC + RAL	300 /150 mg, vía oral dos veces al día + 400 mg, vía oral dos veces al día.
	2 ITIAN + IP	AZT / 3TC + DRV/r	300 / 150 mg, vía oral dos veces al día + 600 / 100 mg, vía oral, dos veces al día.
		AZT / 3TC + ATV/r	300 / 150 mg. vía oral dos veces al día + 300 / 100 mg. vía oral una vez al día

Ministerio de Salud Pública del Ecuador. Prevención, diagnóstico y tratamiento de la infección por el virus de inmunodeficiencia humana (VIH) en embarazadas, niños, adolescentes y adultos. Guía de Práctica Clínica. Quito: Ministerio de Salud Pública, Dirección Nacional de

Normatización; 2019. Modificado de: OMS. Recomendaciones actualizadas para los regímenes de antiretrovirales de primera y segunda línea y profilaxis postexposición, y recomendaciones para el diagnóstico temprano de VIH en niños. Suplemento de las guías consolidadas 2016 para el uso de antiretrovirales para el tratamiento y prevención de las infecciones por VIH. Diciembre 2018.

Tabla 6. Recomendaciones de la TARV en embarazadas con VIH

	Recomendaciones sobre los esquemas preferentes y alternativos de la TARV en embarazadas con VIH
A 1a	Preferir una doble combinación de ITIAN (ABC/3TC o TDF/FTC o TDF/3TC). Un INI (RAL) o un IP potenciado con ritonavir ATV/r o DRV/r. Evitar uso combinado de TDF/FTC + LPV/r.

Ministerio de Salud Pública del Ecuador. Prevención, diagnóstico y tratamiento de la infección por el virus de inmunodeficiencia humana (VIH) en embarazadas, niños, adolescentes y adultos. Guía de Práctica Clínica. Quito: Ministerio de Salud Pública, Dirección Nacional de Normatización; 2019.

Inicio de TARV en mujeres con diagnóstico tardío durante el embarazo

El diagnóstico tardío de VIH se define como aquel que se realiza después de las 28 semanas de gestación. En estos casos, se recomienda el inicio inmediato de la TARV con cualquier esquema de tratamiento que contenga raltegravir, por su capacidad para suprimir rápidamente la carga viral (aproximadamente 2 log copias/ml disminuye en la segunda semana de tratamiento).

Tratamiento antiretroviral durante el parto

	Recomendaciones respecto al parto vaginal en gestantes con VIH
A 1b	Considerar parto céfalovaginal en mujeres en TARV con CV indetectable.
	Considerar parto céfalovaginal en caso de inicio de labor de parto antes de la fecha en que estaba prevista la cesárea, si la progresión del parto es rápida y la CV materna es indetectable.
A 1a	Evitar la ruptura artificial de membranas a menos que las condiciones del parto lo requieran.
	Evitar procedimientos invasivos para monitorizar el bienestar fetal.
	Realizar instrumentación del parto (fórceps o ventosa) y la episiotomía en circunstancias seleccionadas, y en el caso de requerirlo, preferir el fórceps o espátulas por menor probabilidad de erosión cutánea en el feto.
	Administrar 1 mg de cabergolina en dosis única vía oral a toda mujer durante el primer día postparto para supresión de secreción láctea, a menos que exista una contraindicación obstétrica.

Obstetricia

A 1b	**Recomendaciones respecto a la cesárea electiva en gestantes con VIH** Realizar cesárea electiva como método preferente de parto para evitar el distress respiratorio neonatal así como el inicio de trabajo de parto espontáneo.
A 1a	Programar parto por cesárea para la semana 38 de gestación. Realizar de manera obligatoria cesárea a gestantes con TARV y CV desconocida o > 1 000 copias/ml. Realizar cesárea a gestantes con diagnóstico positivo o indeterminado para VIH en el momento del parto.
A 1b	Realizar cesárea a las gestantes que inicien el control prenatal y la TARV en el último trimestre del embarazo o cerca de parto (posterior a la semana 28). Realizar cesárea en gestantes con ruptura prematura de membranas (RPM) o en presencia de otra contraindicación obstétrica para parto céfalovaginal (posición podálica, sufrimiento fetal).
A 1a	Administrar 1 mg de cabergolina en dosis única vía oral a toda mujer durante el primer día postparto para supresión de secreción láctea, a menos que exista una contraindicación obstétrica.

A 1a	**Recomendaciones de TARV intraparto en gestantes con VIH** Iniciar profilaxis ARV con AZT por vía intravenosa* en mujeres con diagnóstico positivo o indeterminado en el momento del parto, independientemente del esquema de la TARV usado previamente. Administrar AZT IV 2 a 3 horas antes del parto por cesárea y continuar infusión hasta el corte del cordón umbilical. Asegurar la administración de la pauta habitual de TARV oral durante el parto o cesárea. Iniciar AZT IV + TDF/FTC + RAL** en mujeres que no hayan recibido TARV durante el embarazo o que hayan iniciado posterior a la semana 28 de gestación. Considerar en mujeres con TARV que incluya inhibidores de la proteasa, y que presenten hemorragia postparto, el uso de prostaglandinas, oxitocina o misoprostol, y seleccionar a los ergóticos como última opción debido a su excesiva respuesta vasoconstrictora.

Tomado de: Ministerio de Salud Pública del Ecuador. Prevención, diagnóstico y tratamiento de la infección por el virus de inmunodeficiencia humana (VIH) en embarazadas, niños, adolescentes y adultos. Guía de Práctica Clínica. Quito: Ministerio de Salud Pública, Dirección Nacional de Normatización; 2019.

BIBLIOGRAFÍA

1. Alcamí, J. Coiras, M. Inmunopatogenia de la infección por el virus de la inmunodeficiencia humana. (2011). Enferm Infecc Microbiol Clin; 29(3): 216-226. Elsevier España. doi: 10.1016/j.eimc.2011.01.006.
2. Asociación Panamericana de Infectología. (2017). Estándares para el diagnóstico y tratamiento del VIH/SIDA en Latinoamérica. Primera ed. Quito.
3. Buchbinder S, Vittinghoff E, HIV-infected long-term nonprogressors: epidemiology, mechanisms of delayed progression, and clinical and research implications, microbes infect (France) 1999; 1(13): 1113-20.
4. Candotti D, Costagliola D, Joberty C, et al. Status of long-term asymptomatic HIV-1 infection correlates with viral load but not with virus replication properties and cell tropism. French ALT Study Group. J Med Virol 1999; 58: 256-63.
5. Grupo de expertos de la Secretaría del Plan Nacional sobre el Sida (SPNS), Grupo de Estudio de Sida (GeSIDA)/Sociedad Española de Ginecología y Obstetricia (SEGO) y Sociedad Española de Infectología Pediátrica (SEIP). Documento de consenso para el seguimiento de la infección por el VIH en relacion con la reproducción, embarazo, parto y profilaxis de la transmisión vertical del niño expuesto. 2018. Disponible en: http://gesidaseimc.org/wpcontent/uploads/2018/05/gesida_VIH_embarazo.pdf. (Consultado el 01.09.18).
6. Hubert JB, Burgard M, Dussaix E, et al. Natural history of serum HIV-1 RNA levels in 330 patients with a known date of infection. The SEROCO Study Group. AIDS 2000; 14: 123-31.
7. McNicholl JM, Smith DK, Qari SH, Hodge T. Host genes and HIV: the role of the chemokine receptor gene CCR5 and its allele (delta32 CCR5). Emerg Infect Dis 1997; 3: 261-71.
8. Ministerio de Salud Pública del Ecuador. Prevención, diagnóstico y tratamiento de la infección por el virus de inmunodeficiencia humana (VIH) en embarazadas, niños, adolescentes y adultos. Guía de Práctica Clínica. Quito: Ministerio de Salud Pública, Dirección Nacional de Normatización; 2019.
9. Rada, C. Gómez, J. Manejo integral de la gestante con virus de la Inmunodeficiencia Humana. (2010). Revista Colombiana de Obstetricia y Ginecología. Vol. 61 N° 3. 239-246.
10. Recommendations for use of antiretroviral drugs in pregnant HIV-1- infected women for maternal health and interventions to reduce perinatal HIV transmission in the United States. Disponible en: http://aidsinfo.nih.gov/contentfiles/lvguidelines/PerinatalGL.pdf (Consultado el 01.09.18).
11. Sheppard HW, Lang W, Ascher MS, et al. The characterization of non-progressors: long-term HIV-1 infection with stable CD4+ T-cell levels. AIDS 1993; 7: 1159-66.
12. World Health Organization (Who). (2018). Update recommendations on first-line and second-line antiretroviral regimens and post-exposure prophylaxis and recommendations on early infant diagnosis of HIV. WHO.

CAPITULO 7h

RUBEOLA
Johanna Mercedes Meza Calvache

Definición:
Es una enfermedad contagiosa trasmitida a través de las secreciones respiratorias de la nariz o garganta, producida por un virus de la Familia Togaviridae de género Rubivirus, que puede circular en la sangre materna 5-7 días después del contagio y puede trasmitirse al feto por vía hematógena tras placentaria durante todo el embarazo, la viremia materna de mayor riesgo ocurre luego de los 12 días de la última menstruación cerca del momento de la implantación hasta las 20 semanas de gestación, el primer trimestre debido a la inmadurez placentaria puede ocasionar múltiples anomalías congénitas que pueden provocar la muerte fetal. (Zimmerman & Reef, 2017)

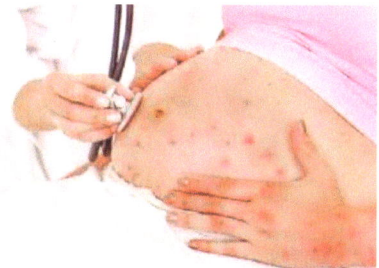

Figura #1 Rubéola Exantemas. ADAM

Una mujer inmune a la rubéola rara vez se reinfecta, si esto ocurre el riego de defectos congénitos es muy raro.
La rubéola es prevenible mediante la vacunación. Se presume que la inmunidad inducida por la vacuna es perpetua. Los datos disponibles sobre la duración de la inmunidad prueban que dicha protección dura más de 15 años.
Con el éxito de los programas de vacunación, en algunos países, la proporción de las mujeres en edad fértil susceptible a la rubéola se ha reducido a un 2-3%.

Fisiopatología
El virus se trasmite por contacto directo con secreciones nasofaríngeas hay propagación del vibrión a ganglios linfáticos afectando a la mayoría de las células como linfocitos, monocitos y tejidos especialmente conjuntivas, membrana sinovial, cuello uterino y placenta donde su replicación es intracitoplasmática y madura mediante la liberación de vibriones a través de

vesículas, por gemación de una zona de la membrana citoplasmática. (Zimmerman & Reef, 2017)

La infección adquirida inicia en el periodo de incubación de 14 días, el cual se divide en: Invasión Viral inicial de 7 días, Fase prodrómica de 1 a 3 días, e Inicio del exantema que perdura de 5 a 7 días. (Zimmerman & Reef, 2017)

Induciendo de forma natural la producción de IgG e IgM; la IgM desaparece a las pocas semanas, mientras que la IgG proporciona una inmunidad duradera de 5 a 15 años. (Heitmancik JF, 2013)

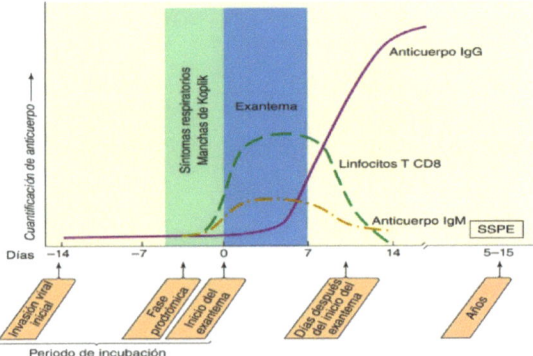

Figura # 2 Inmunidad Fuente: Karen C. Microbiología médica, 27 edición

La reinfección, que suele ser asintomática, puede detectarse serológicamente mediante la demostración de un importante aumento en el título de anticuerpos, principalmente IgG, aunque puede detectarse IgM en algunos casos, pero de forma pasajera y a títulos bajos. (Heitmancik JF, 2013).

La vacunación induce la producción de anticuerpos en menor cantidad que la infección natural, el virus es inactivado por solventes lipídicos, tripsina, formalina, luz ultravioleta, pH y calor (56° C, 30 minutos). Resiste la congelación y los ultrasonidos. (DOMINGO, 1996)

Cuadro Clínico:
La rubéola en una mujer embarazada puede ser asintomática o manifestarse por síntomas de las vías respiratorias superiores, febrícula durante 1-5 días, conjuntivis, artralgias o artritis, linfadenopatías localizadas en las regiones suboccipital y retroauricular y exantema maculopapuloso que empieza en la cara y luego se difunde hacia el cuerpo durante 3 días ocasionalmente pruriginosa. (Junk AK, 2013)

El feto puede presentar múltiples anomalías denominadas síndrome de Rubeola Congénita:

- Defectos oculares: Cataratas, coriorretinitis, estrabismo, glaucoma.
- Lesiones del Sistema nervioso Central: Microcefalia, Retraso en el desarrollo psicomotor, microcefalia, disfunción cerebral mínima, encefalitis, meningoencefalitis
- Alteraciones Cardiovasculares: Defectos septales auriculares, Miocarditis, Persistencia del conducto arterioso, Estenosis pulmonar, y ventriculares, tetralogía de Fallot.
- Hepatoesplenomegalia: presenta en 1 o 2 casos ictericia.
- Defectos Auditivos: Hipoacusia
- Radio transparencias óseas. (THOMAS HI, 1999)

Síndrome de Rubéola Congénita

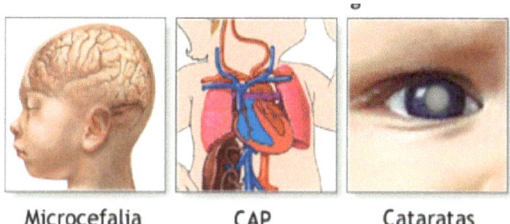

Figura # 3 Anomalías Congénitas ADAM (CLAP/SMR, 2008)

La incidencia de estas anomalías congénitas depende de la edad gestacional en la cual la infección ocurrió y se encuentran detalladas en la figura # 3:

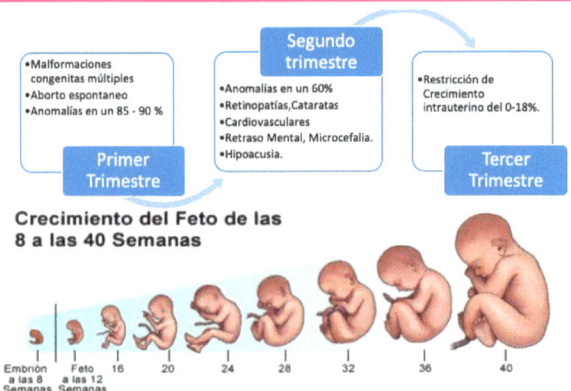

Figura # 3   Incidencia de anomalías congénitas   (CLAP/SMR, 2008)

Manifestaciones menos frecuentes incluyen trombocitopenia con púrpura, eritropoyesis dérmica que causa lesiones cutáneas rojo azuladas, adenopatías, anemia hemolítica y neumonía intersticial.

Se requiere observación continua para detectar hipoacusia ulterior, discapacidad intelectual, comportamiento anormal, endocrinopatías (p. ej., diabetes mellitus) o una encefalopatía progresiva rara.

Los recién nacidos con rubéola congénita pueden presentar inmunodeficiencias, por ejemplo, hipogammaglobulinemia. (ORY, 1998)

Diagnóstico:
La clínica es muy inespecífica sólo los estudios de laboratorio nos darán un diagnóstico de certeza.

Tres situaciones diagnósticas:
I. **Evidencia del estado inmunitario:** se comprueba porque existe un título de anticuerpos IgG por Elisa, igual o superior a 1/10 o 10 UI, que demuestra una infección anterior si el resultado es negativo y se trata de una mujer en edad fértil, es recomendable la vacunación, asegurándose siempre de que en los tres meses siguientes no exista la posibilidad de un embarazo.

Si el resultado es negativo en una embarazada, se le debe avisar del peligro en un contagio y vacunarla después del parto. (Sirvent E, 2015)

Diagnóstico de rubéola en una embarazada: si ha tenido un contacto con un caso clínico de rubéola en el primer trimestre de la gestación, se practicará un estudio serológico dentro de los 7 días siguientes al contacto sospechoso; si es positiva, indica inmunidad anterior, pero si es negativa o a bajo título, se debe repetir a las 3-4 semanas.

En estos últimos años se ha comprobado que pueden tratarse de falsos positivos debido a la presencia del factor reumatoideo o sustancias similares. Además de que en algunos casos de primo infección se ha demostrado la ausencia de IgM.

Se ha encontrado una alta rentabilidad al uso de la IgA sérica, detectada por anticuerpos monoclonados, como marcador de primo infección.
Así mismo la detección de anticuerpos IgG de baja avidez es de extraordinaria utilidad en primoinfecciones (usando dietilamina como desnaturalizante de la uniones de Ag-Ac), y en reinfecciones usando la urea, lo que mejora la sensibilidad, y lo que es mucho más importante, la especificidad. (Sirvent E, 2015)

Diagnóstico de rubéola congénita en el recién nacido: en el neonato hay anticuerpos pasivos de la madre (IgG), que desaparecerán a los 6 meses de vida, el diagnóstico se basara en la demostración de anticuerpos IgM específicos, o en la persistencia o aumento de la IgG.

Se puede lograr aislamiento del virus en el neonato en la secreción faríngea (frotis), sangre, orina, líquido cefalorraquídeo o sangre que puede ser obtenida del cordón umbilical y es sugerente de infección intrauterina valores mayores a 20 mg / dl, o detección del RNA del virus en biopsia de vellosidades coriales.

Las pruebas serológicas para detectar IgG específica son útiles con sueros pareados; con al menos 15 días de diferencia (fase aguda y convaleciente). Un título cuatro veces mayor del convaleciente sobre el de la fase aguda indica infección congénita. (Sirvent E, 2015)

Manejo
-Toda mujer que consulta por asesoramiento preconcepcional debe ser evaluada para rubéola y, si fuera negativa, es necesario iniciar vacunación.

-Usar un método anticonceptivo durante no menos de tres meses después de la vacunación.
-Contraindicada en embarazo (riesgo teórico de infección 1%).
-Siempre solicitar serología en la primera consulta para determinar el estado de la paciente. (Dahan, 2014)

Tratamiento
Las mujeres expuestas al virus en etapas gestacionales tempranas deben ser informadas acerca de los posibles riesgos para el feto.
- No se dispone de ningún tratamiento específico para la infección materna algunos especialistas recomiendan administrar inmunoglobulina inespecífica 0.55mL/Kg IM en caso de exposición temprana durante el embarazo donde las mujeres no aceptan interrumpir el embarazo. (Yanoff M, 2016)

Tratamiento no farmacológico de la infección:
Se recomienda como medidas generales mantener aislamiento para evitar contagio
- Si hay fiebre control con medios físicos
- Alimentación habitual
- Baño diario con agua tibia no tallar la piel.

Prevención
La rubéola se puede prevenir mediante la vacunación, especialmente a las mujeres pos puberales no embarazadas, sin inmunidad contra la rubeola es necesario recomendar a las mujeres que no queden embarazadas durante los próximos 28 días. (Yanoff M, 2016)

BIBLIOGRAFÍA

1. *CLAP/SMR, P. C. (2008). Publicación Científica CLAP/SMR 1567 ,2008. RUBEOLA Organización Panamericana de la Salud.*
2. *Dahan. (2014). Dahan E. Pediatric cataract surgery. In: Yanoff M, Duker JS, eds. Ophthalmology. 4th ed. Philadelphia, PA: Elsevier Saunders.*
3. *DOMINGO. (1996). Los análisis de avidez de la IgG específica en el diagnóstico de la infección por el virus de la rubéola.*
4. *Heitmancik JF, D. M. (2013). Congenital and inherited cataracts. In: Tasman W, Jaeger EA, eds. Duane's Ophthalmology. 16th ed. Philadelphia, PA: Lippincott Williams & Wilkins. Lippincott Williams & Wilkin, CAP 74.*
5. *Junk AK, M. D. (2013). Cataracts and systemic disease. In: Tasman W, Jaeger EA, eds. Duane's Ophthalmology. 16th ed. Philadelphia.*
6. *ORY, F. (1998). Cribado rutinario de IgM específica antirrubéola en mujeres embarazadas: una práctica aconsejable.*
7. *Sirvent E, R. J. (2015). RUBÉOLA EN LA EMBARAZADA .*
8. *THOMAS HI, B. E. (1999). Simultaneous IgM reactivity by EIA against more than one virus in measles, parvovirus B19 and rubella infection.*
9. *Yanoff M, C. J. (2016). Diseases of the visual system. In: Goldman L, Schafer AI, eds. Goldman-Cecil Medicine. 25th ed. Philadelphia.*

CAPITULO 8

ENFERMEDADES QUE PUEDEN COMPLICAR LA GESTACIÓN

CAPITULO 8a

INCOMPATIBILIDAD RH
Karina Alejandra Patiño Mencias

La incompatibilidad Rh en el embarazo se presenta en paciente Rh negativo cuyo padre es Rh positivo dando en el producto un trastorno de incompatibilidad sanguínea que ocasiona una enfermedad hemolítica en el feto. Es una afección inmunológica aloinmune donde anticuerpos maternos atacan la membrana de los eritrocitos fetales produciendo hemolisis. (Vizueta-Chávez, Silva, Balon-Benavides, & Zambrano-Bonilla, 2017)

Definición
La incompatibilidad eritrocitaria se define como la presencia de uno o más antígenos en el glóbulo rojo fetal que no están presentes en el glóbulo rojo materno. Esta incompatibilidad eritrocitaria feto-materna puede generar una respuesta inmune materna mediada por inmunoglobulinas, desencadenando lo que se denomina isoinmunización eritrocitaria feto materna. La isoinmunización eritrocitaria feto materna, también llamada aloinmunización, se define como la presencia de anticuerpos maternos dirigidos contra antígenos presentes en los glóbulos rojos fetales. (Carbonne, y otros, 2015)

Los anticuerpos maternos resultan de la respuesta inmune a un contacto anterior con los antígenos durante una transfusión sanguínea, un embarazo previo, el mismo embarazo o un trasplante. Los anticuerpos maternos pueden atravesar la barrera placentaria y provocar hemólisis de los glóbulos rojos fetales portadores del antígeno. La hemólisis de los glóbulos rojos fetales provoca anemia hemolítica e hiperbilirrubinemia características de la enfermedad hemolítica perinatal (EHP) o eritroblastosis fetal. (Carbonne, y otros, 2015)

La EHP tiene un amplio espectro de presentación desde un cuadro subclínico hasta hidrops fetal y muerte intrauterina. Se clasifica de leve a severa según el grado de anemia y niveles de bilirrubina.

Tabla 1: Clasificación de la Enfermedad Hemolítica Perinatal (EHP) (Insunza A, 2012)

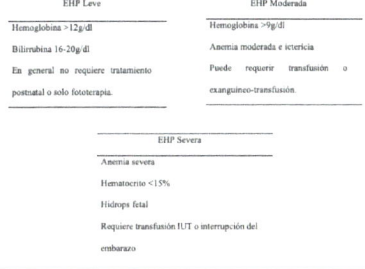

EHP Leve	EHP Moderada
Hemoglobina >12g/dl	Hemoglobina >9g/dl
Bilirrubina 16-20g/dl	Anemia moderada e ictericia
En general no requiere tratamiento postnatal o solo fototerapia.	Puede requerir transfusión o exanguíneo-transfusión.

EHP Severa
Anemia severa
Hematocrito <15%
Hidrops fetal
Requiere transfusión IUT o interrupción del embarazo

La principal causa de EHP es la incompatibilidad ABO, seguida de la isoinmunización por RhD. El amplio uso de inmunoglobulina anti D para la prevención de la isoinmunización por RhD en mujeres RhD (-) no sensibilizadas ha disminuido la incidencia de EHP secundaria a isoinmunización por RhD. Sin embargo, el glóbulo rojo tiene más de 400 antígenos, de los cuales se han descrito más de 50 relacionados con el desarrollo de EHP en todo su espectro

Tabla 2: Antígenos del glóbulo rojo fetal (Bulletin, 2016)

ANTÍGENOS DEL GLÓBULO ROJO FETAL CAPACES DE PRODUCIR ISOINMUNIZACIÓN FETO MATERNA

Sistema	Antígenos	EHP
Más comunes		
Lewis		No (IgM)
I		No (IgM)
Kell	Kell	Leve a severa
	Cellano	Leve
	Ko	Leve
	Kp^a	Leve
	Kp^b	Leve
	Js^a	Leve
	Js^b	Leve
Rh	E	Leve a severa
	e	Leve a severa
	C	Leve a severa
	c	Leve a severa
Duffy	Fy^a	Leve a severa
	Fy^b	No
	By^3	Leve
Kidd	Jk^a	Leve a severa
	Jk^b	Leve
	Jk^3	Leve
MNSs	M	Leve a severa
	N	Leve
	S	Leve a severa
	s	Leve a severa
	U	Leve a severa
Otros grupos		
MSSs	Mta	Moderado
	Vw	Leve
	Mur	Leve
	Hil	Leve
	Hut	Leve
Lutheran	Lua	Leve
	Lub	Leve
Diego	Dla	Leve a severa
	Dlb	Leve a severa

Adaptado de ACOG Practice Bulletin (5). Se excluye de esta tabla a los dos principales causantes de la enfermedad hemolítica perinatal (EHP): ABO y RhD.

Fisiopatología
Los antígenos de los glóbulos rojos son parte de glicoproteínas expuestas en la superficie extracelular de la membrana del eritrocito. En la nomenclatura de los grupos sanguíneos, los antígenos codificados por el mismo gen o grupo de genes se asignan al mismo sistema, de esta forma, cada sistema consiste en uno o más antígenos. Los más comúnmente reconocidos son los del grupo ABO y los del sistema Rhesus (D,d,E,e,C,c). Además, existe un grupo de otras glicoproteínas menos frecuentes, que también pueden estar presentes en la membrana de los eritrocitos como el sistema Kell, Duffy, MNSS, Lewis y Kidd, todos capaces de generar una respuesta inmune. En general, los anticuerpos anti glóbulos rojos distintos al RhD, son llamados anticuerpos irregulares o anticuerpos no clásicos y pueden ser detectados en la sangre materna mediante el test de Coombs indirecto. (Storry JR, 2014)

Epidemiología
La prevalencia de anticuerpos maternos contra antígenos fetales varía en las distintas poblaciones. Los estudios muestran un 1,2% de mujeres embarazadas aloinmunizadas, un tercio de los casos corresponde a anticuerpos contra antígenos capaces de producir enfermedad hemolítica perinatal, principalmente RhD, Kell, RhE y Rhc. (Geifman-Holtzman O, 2015)

Factores de riesgo
Los factores de riesgo más importantes para presentar isoinmunización eritrocitaria son la multiparidad o la exposición a transfusiones sanguíneas. Existe un estudio retrospectivo que analiza los antecedentes de las mujeres embarazadas con diagnóstico de isoinmunización eritrocitaria no RhD. Sus autores concluyen que el factor de riesgo más importante es el antecedente de transfusión sanguínea, principalmente para las pacientes con anticuerpos anti-Kell, de las cuales un 83% había recibido una transfusión, seguido de la paridad, antecedente de cirugía mayor o enfermedad hematológica. (Koelewijn JM, 2015)

De esto se desprende la importancia de las transfusiones con pruebas cruzadas adecuadas que incluyan todos los anticuerpos eritrocitarios capaces de provocar enfermedad hemolítica, principalmente en mujeres en edad fértil.

Clínica
La incompatibilidad Rh produce la enfermedad hemolítica fetal o neonatal, resultado de la gran hemolisis y posterior compensación fetal. Dependiente del

grado de hemolisis varía su forma de presentación, desde una forma leve que cursa con ictericia la cual se resuelve bien con luminoterapia, hasta una forma grave. El resultado de la hemolisis y del secuestro eritrocitario son 2: la anemia hemolítica que es la base del cuadro en el feto y la hiperbilirrubinemia con predominio indirecta, que afecta al feto pero principalmente al recién nacido. El feto se ve afectado principalmente por la anemia hemolítica que depende de la capacidad de la medula ósea en producir hematíes. El hígado se encarga exclusivamente de la eritropoyesis produciendo la disminución de la síntesis de albumina, produciendo hipoalbuminemia que causa un descenso en la presión oncótica que lleva a desarrollar hydrops y anasarca. A nivel cardiaco la hemolisis produce una reducción en el transporte de oxigeno ya que su principal transporte es el eritrocito, esta hipoxia produce al aumento de la frecuencia cardiaca intentando compensarla, si no se compensa termina produciendo insuficiencia cardiaca congestiva. La hiperbilirrubinemia se debe a la incapacidad del recién nacido de eliminarlo, ya que va a ser excretado en forma conjugada con el ácido glucurónico cuya unión se realiza en el hígado el cual esta disminuido en el recién nacido y prematuro. La bilirrubina circula en sangre unida a albumina, su disminución produce que aumente la circulación de bilirrubina libre cuya acumulación termina en los tejidos nerviosos causando kernycterus y signos de disfunción cerebral como letardo, hipertonía y desaparición del signo de moro. (Vizueta-Chávez, Silva, Balon-Benavides, & Zambrano-Bonilla, 2017)

Diagnóstico
El diagnóstico de la afección fetal por conflicto Rh (-) se debe de dar de forma progresiva, viendo la clínica de la paciente y los exámenes complementarios, siendo como enfoque principal el número de gesta y la detección del anticuerpo anti-D. Ante un progenitor RH (+) se investiga la presencia de anticuerpo Rh materno por medio del test de Coombs indirecto para determinar si se encuentra o no sensibilizada. (Fuenzalida & Carvajal, 2014)

Test de Coombs indirecto negativo: seguimiento mensual hasta la semana 28, después con controles quincenales hasta el parto. Lo importante es la detección temprana de afecciones fetales mediante un intenso control, realizándose titulación de anticuerpo cada 21 días. La gravedad de la anemia fetal se calcula a través de la concentración de bilirrubina en líquido amniótico, cuyo procedimiento resulta invasivo aumentando la probabilidad de sensibilización y el incremento de formación de anticuerpos por la madre. Para evitar esta agresión y evaluar el grado de anemia fetal se implementa la velocidad sistólica máxima de la arteria cerebral media mediante ecografía doopler detectando la bilirrubina por medio de densidad óptica a 450 NM (valor delta OD450). El estudio doopler se utiliza como principal método de control y seguimiento fetal en gestaciones de alto riesgo por isoinmunización. En la cual se va a investigar: velocidad sistólica en la arteria cerebral media (VS-ACM), presencia de hydrops y la cantidad de líquido amniótico. La VS-ACM se relaciona, los rangos de la edad gestacional, con mayor VSM incrementa el riesgo de anemia fetal aumentan. Ante un valor mayor a 1.5 MoM se realizará la confirmación a las 24 horas. Se realizara VS-ACM en todo paciente en el cual el test de Coombs indirecto salga positivo para establecer anemia fetal severa, la medición puede iniciar a partir de las 18 semanas de gestación repitiéndose con un intervalo de 1 a 2 semanas. Si se encuentra excediendo los 1.5 MoM antes de la semana 24 se realizará cordocentesis para medir los niveles de hematocrito y ver la necesidad de realizar una transfusión intrauterina siendo esta invasiva pero necesaria. El diagnostico ecográfico nos ayuda a observa la evolución de la anemia mediante determinantes que se encuentran en el feto, el líquido amniótico y la placenta; en fases tempranas inicia con; ascitis, derrame pericárdico, hepatoesplenomegalia, edema cutáneo y poli hidramnios, todos encontrándose en grado leve. En fase tardía además del empeoramiento de lo descrito, se puede observar la presencia de hydrops, la anasarca aparece en los fetos con Hb en niveles entre 2 a 6 g/dl. (Moise KJ, 2012)

Profilaxis
El suero de Rh inmunoglobulina D (anti D) se lo obtiene como producto de sangre humana obtenida de un pequeño grupo de donantes inmunizados. Existen diferentes planos de administración preventiva según la región, no solo en la dosis administrada de anti-D sino también del cálculo cuantificativo en el volumen de la hemorragia materno fetal. En Australia, Reino Unido y Estados Unidos, la dosis es de 600 UI, 500UI y 1500 UI, respectivamente. Esta dosis cubre hemorragias de 6.5 y 15 ml de glóbulos rojos Rh D positivo. En hemorragias mayores se adiciona anti-D si es necesario. En Alemania, y en otros países europeos, así como en regiones latinas se administra una gran dosis única de 1500 UI de anti-D después de la semana 28 y otra dosis de 1500 UI las 72 horas previas al parto. Así también se necesita una dosis tras cualquier acontecimiento que pueda causar sensibilización como aborto, embarazo ectópico, trauma materno y cualquier procedimiento intrauterino invasivo. La profilaxis anti-D, ya sea prenatal o postparto, solo puede suprimir la inmunización Rh primaria, no presenta respuesta en mujeres sensibilizadas que ya han desarrollado anticuerpos anti-D. Cerca de un 55% de mujeres se sensibilizan antes del primer embarazo o ante algún evento que impulse la

producción de IG anti-D, este fenómeno se conoce como "sensibilización silenciosa". En las gestantes Rh-D negativas se determinaran los anticuerpos irregulares cada trimestre (10, 24 y 34-36 semanas), nunca en el periodo de un mes post-administración de gammaglobulina. Y si las titulaciones son > 1:16 se las considerara de alto riesgo y los controles serán a las 10, 17, 24, 29, 34 semanas. Sin la aplicación de la inmunoprofilaxis en 10% de la madres Rh (D) negativas se sensibilizan en el primer embarazo, 30% en el segundo y 50% a partir del tercero. Aquí la importancia de controles prenatales y postparto ya que es una de las causas más importantes de morbimortalidad neonatal. (Fuenzalida & Carvajal, 2014)

Manejo
En pacientes cuya inmunoprofilaxis no se realizó adecuadamente o a pesar de la realización apropiada existió una sensibilización con un test de Coombs positivo e identificación de afectación fetal causada de la anemia que se está produciendo por medio de ecografía doopler en la investigación de VS-ACM. Podemos recurrir a un tratamiento teniendo dos clases de enfoques, la realizada a la madre y aquel que se lleva a cabo al feto.

El tratamiento materno incluye dos medidas que se van a encargar en la reducción de niveles plasmáticos de anticuerpos anti-D. Estos son la plasmoféresis y la administración de gammaglobulina. La plasmoféresis implica el recambio plasmático materno con alta concentración de anticuerpos anti-D, los niveles d aloanticuerpos pueden ser removidos hasta en un 75%, lo cual puede seguirse con un rebote después de 6 a 8 semanas aun con la realización de plasmoféresis. La administración de inmunoglobulina intravenosa puede evitar este rebote y mantener niveles adecuados de IgG. Esto se debe comenzar a las 10 o 12 semanas de gestación, cuando comienza la transferencia de anticuerpos maternos al feto. Dado los efectos adversos de esta medida y su costo, solo debe de administrarse a pacientes con parejas homocigotas para dicho gen Rh + y con una historia previa de hydrops.

El tratamiento fetal tiene como objetivo reducir la hemolisis y la anemia. El principal tratamiento es la transfusión intrauterina de sangre Rh (D) negativo, que se realiza en dos modalidades: la transfusión intravenosa mediante cordocentesis y transfusión intraperitoneal. El objetivo de la transfusión intravenosa mediante cordocentesis es llegar a un hematocrito fetal de 40 a 45%, realizándose la punción preferentemente en la vena umbilical. La transfusión intraperitoneal se realiza cuando no es posible realizar a transfusión intravenosa

En esta técnica se administra hematíes en la cavidad peritoneal para ser absorbidos a través de las lagunas linfáticas subdiafragmáticas, sin importar la presencia a ascitis ya que no impide su absorción.

La conducta a seguir en cuanto a continuar con el parto o interrumpirlo va a depender en que zona se encuentre el feto en el gráfico de Liley. Si se encuentra en la zona baja o media se continuará la gesta hasta llegar a término teniendo un seguimiento exhaustivo. Pero si se encuentra en la zona alta se procede a la interrupción de embarazo dependiendo su maduración; en la cual primero se maduran los pulmones para aumentar su viabilidad postparto, continuando con su interrupción. (Fuenzalida & Carvajal, 2014)

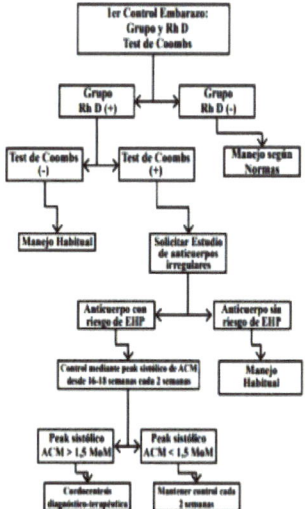

Figura 1. Esquema de manejo sugerido para detectar y tratar la isoinmunización feto-materna por anticuerpos irregulares.

BIBLIOGRAFÍA

1. Bulletin, A. P. (2016). Management of alloimmunization during pregnancy. *Obstet Gynecol, 17*.
2. Carbonne, B., Castaigne, V., Cynober, E., Levy, R., Cortey, A., Mailloux, A., & al., e. (2015). Follow-up of pregnancies with red-cell allo-immunisation: State-of-the art. *Gynecol Obstet Fertil, 8*.
3. Fuenzalida, C. J., & Carvajal, C. J. (2014). Manejo de la embarazada con isoinmunización por anticuerpos irregulares. *REV CHIL OBSTET GINECOL, 7*.
4. Geifman-Holtzman O, W. M. (2015). Female alloimmunization with antibodies known to cause hemolytic disease. *Obstet Gynecol, 5*.
5. Insunza A, B. E. (2012). Enfermedad hemolítica perinatal: Manejo de la embarazada rhd negativo. *Rev Chil Obstet Ginecol, 18*.
6. Koelewijn JM, V. T. (2015). Risk factors for the presence of non-rhesus D red blood cell antibodies in pregnancy. *Br J Obstet Gynaeco, 10*.
7. Moise KJ, A. P. (2012). Management and prevention of red cell alloimmunization in pregnancy: A systematic review. *Obstet Gynecol , 10*.
8. Storry JR, O. M. (2014). Genetic basis of blood group diversity. *Br J Haematol, 11*.
9. Vizueta-Chávez, C., Silva, B. L., Balon-Benavides, J., & Zambrano-Bonilla, R. (2017). Incompatibilidad Rh en el embarazo. *Dominio de las ciencias, 46*.

CAPITULO 8b

COLESTASIS DEL EMBARAZO

Javier Giovanny Rosales Pérez

La colestasis en el embarazo (CEE), es una enfermedad hepática reversible influenciada hormonalmente. Es bastante frecuente en la etapa tardía del embarazo, en individuos que presentan predisposición genética. Se caracteriza por un escozor generalizado, que a menudo comienza con prurito en la palma de las manos y en las plantas de los pies, sin ninguna otra manifestación dérmica. Se presenta más a menudo en el final del segundo y tercer trimestre del embarazo. (Pan C. Perumalswami, 2011, pp.199-208).

Epidemiología
La incidencia de CEE varia ampliamente en todo el mundo. La evidencia de agrupamientos familiares y prevalencia en determinados grupos étnicos puede explicar parcialmente la variación geográfica en la incidencia. Mientras es más común en Asia del Sur, América del Sur y en países escandinavos, la incidencia en Estados Unidos varia ampliamente (0.32-5.6%) debido a la población heterogénea que posee, La CEE también aumenta su incidencia durante los meses de invierno. (Lee NM, 2009, pp:897-906).

Etiología y Patogenia
La CEE no tiene una etiología clara, y se cree que es un desorden multifactorial que incluyen, componentes ambientales, genéticos y principalmente hormonales. El diagnostico se basa en un examen físico bien realizado y exámenes de laboratorio, pero, generalmente la CEE es un diagnóstico de exclusión. Una vez que el diagnóstico de CEE es realizado se debe iniciar el tratamiento ce forma inmediata. Los resultados maternos de paciente diagnosticados con CEE son buenos, con pocas o ningunas secuelas a largo plazo; sin embargo, los resultados fetales pueden ser fatales (muerte fetal intrauterina y nacimiento prematuro). Por lo tanto, una identificación y tratamiento temprano son imperativos. (Espinoza, Vílchez, 2019, pp:14-23).

Existen factores de riesgo para desarrollar CEE, entre los más conocidos podemos citar:
- Defectos genéticos, que condicionan , síndromes colestásicos hereditarios.
- Algunas razas y etnias.
- Antecedente previo de CEE.
- Embarazo múltiple.
- Embarazos por técnicas de reproducción asistida.
- Seropositividad para hepatitis C.
- Antecedentes de colangitis (Estiú M, 2019, pp:1-27)

Existen algunos fármacos que están relacionados con el desarrollo de CEE, entre

entre estos podemos citar:
- Hormonar sexuales.
- Carbamazepina.
- Clorpromacina.
- Amoxicilina-Ácido clavulánico.
- Trimetroprim-Sulfametoxazol.
- Eritromicina, Claritromicina.
- Nitrofurantoína.
- Nifedipino.
- Plantas medicinales.
- Ciclosporina.
- Alopurinol.
- Barbitúricos.
- Captopril.
- Clindamicina.
- Fenitoína.
- AINES (GPC de la EASL, 2009, pp:237-267).

Parece que la CEE es probablemente el resultado de una predisposición genética a un aumento de la sensibilidad a estrógenos y progesterona, y a una alteración en la membrana de los conductos biliares, hepatocitos y sistema de transporte canalicular; uno de los mecanismos propuestos ha sido la alteración de la actividad de la trifosfatasa Na-K adenosina en las membranas del hepatocito; aumento en la captación de colesterol por los hepatocitos que origina una disminución de la fluidez a través de la membrana y aumento en la producción de metabolitos colestásicos. (Cerrillo M, 2005pp:1-15). Figura 1.

El resultado de todo ello es la elevación de los niveles maternos de ácidos biliares, retención anormal de los mismos, que pueden resultar tóxico para el feto.

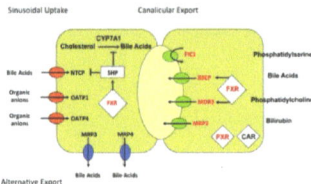

Figura 1. Esquema que muestra las principales proteínas hepatobiliares de absorción y exportación que participan en la homeostasis de ácidos biliares y sus especificidades de substrato. Se ha identificado una variación genética que contribuye a la etiología de le CEE en varios de los transportadores hepatobiliares (indicado en letras rojas). Los óvalos verdes indican la exportación canalicular, los óvalos rojos indican absorción sinusoidal y los óvalos azules indican la exportación alternativa, inducida en presencia de colestasis. (Williamson y Geenes. 2014, pp:120-33).

Diagnóstico

El diagnóstico se realiza por la conjunción de 2 síndromes:
Síndrome clínico: se observa prurito palmo-plantar de predominio nocturno. Con la progresión de la enfermedad y la ausencia del tratamiento puede generalizarse.
Síndrome bioquímico: existe una elevación de ácidos biliares en suero materno en ayunas con sin aumento de las enzimas hepáticas. Tabla 1.

Los ácidos biliares en suero materno constituyen el marcador más sensible y precoz de la enfermedad. (Estiú M, 2019, pp:1-27).

La piel debe ser inspeccionada para diferenciar las lesiones de rascado de otros trastornos de la piel tales como eczema y erupción pruriginosa del embarazo. Aunque el prurito puede preceder a cualquier anormalidad en la función hepática se debe determinar los marcadores hepáticos en suero (ALT, bilirrubina, GGT, ácidos biliares, tiempos de protrombina). En toda mujer embarazada que experimente picor y repetirse si es normal pero el prurito persiste. (GPC de la EASL, 2009, pp:237-267).

Niveles de riesgo	
Alto riesgo	AB ≥ 40mmol/L
Riesgo Medio	AB ≥ 20 y < 40mmo/L
Bajo riesgo	AB ≥ 10 y < 20mmol/L
Categoría especial	Independiente de sus valores bioquímicos, pacientes con: - Antecedentes de CEE previos. - Antecedentes de muerte fetal previa sin ninguna explicación o por CEE.

Tabla 1. Clasificación por niveles de riesgo de síndrome bioquímico o antecedentes de la paciente. AB: Ácidos biliares. (Estiú M, 2019, pp:1-27).

Diagnostico diferencial

La colestasis del embarazo es un diagnóstico de exclusión y deben investigarse otras causas de prurito, deficiencia hepática o ambos. En la siguiente tabla se puede observar las claves para identificar las distintas hepatopatías en el embarazo: Tabla 2

Tabla2. Claves diagnósticas de las hepatopatías del embarazo

	Hiperémesis gravídica	Preeclampsia/sd HELLP	Colestasis del embarazo	Esteatosis aguda gravídica
Dolor abdominal	-	++	-	++
Vómitos	+++	++	-	++
Ictericia	+/-	+	+	++
Prurito	-	-	+++	+/-
Insuf. Hepática	-	-	-	+++
Sintomat. neurol	+/-	+/-	-	++
Momento aparici (trimestre)	1	2 - 3	2 - 3	3
Diagnost diferen	- Ulcus péptico - Hepatitis aguda	- Hepatitis aguda - Esteatosis	- Toxicidad farmacológica - Hepatitis biliar	- Sd HELLP - Hepatitis

Cerrillo Martínez, Argüello González, Colestasis Gravídica: Etiología, Clínica, Diagnóstico y Tratamiento, Archivos de Medicina, octubre-noviembre, año 1, número 005, pp: 1-15

Manejo de la Colestasis del Embarazo

Los pilares del manejo del CEE parecen estar encaminados a reducir los síntomas maternos y ofrecer un cuidado obstétrico satisfactorio para evitar el sufrimiento fetal y la muerte fetal intrauterina.

Resultados maternos

Los resultados maternos son usualmente benignos. Adicionalmente al tratamiento contra el prurito, hay que prestar una adecuada atención a la fatiga, ansiedad, y a la malabsorción de lípidos y vitaminas liposolubles. La malabsorción de vida a una colestasis persistente puede resultar en una deficiencia de vitamina K, que puede llegar a complicaciones como la hemorragia posparto. El prurito generalmente remite luego de 48 horas luego del parto, acompañado de una normalización de los niveles enzimáticos hepáticos. La lactancia no esta contraindicada. (Ozkan, 2015, pp:7134-7141).

Estas mujeres con antecedente de CEE requieren un seguimiento clínico

Resultados fetales
La CEE plantea un riesgo significativo en términos de morbi-mortalidad prenatal, parto pretérmino, sufrimiento fetal, y tinción meconial. Las tasas de malformación y abortos no parecerían estar incrementados.
- Incidencia de tinción meconial (25 a 45%).
- Sufrimiento fetal agudo (22%).
- Parto pretérmino (44%).
- Muerte fetal (2%). (Floreani A, 2016, pp:177-189)

El pronóstico fetal no ha demostrado estar correlacionado con la severidad de los signos y síntomas maternos. Sin embargo, algunos estudios han sugerido que las altas tasas de niveles séricos pueden estar relacionado con el incremento en las tasas de muerte fetal. Un monitoreo cercano de los niveles de ácidos biliares no previene de forma definitiva el sufrimiento fetal y la muerte súbita fetal intrauterina. (Marschall HU, 2019, pp:1385-1391).

En acuerdos generales se sugiere no extender el embarazo más allá de las 37 a 38 semanas en pacientes con CEE. A pesar de la aceptación generalizada de utilizar el manejo activo, este no esta bien aceptado por la mayoría de profesionales. Debido a la falta de evidencia, la decisión de inducir la labor de parto debe ser individualizada para cada paciente. (Henderson CE, 2014, pp: 189-196).

Tratamiento farmacológico
El objetivo del tratamiento farmacológico en la CEE es reducir los síntomas maternos y prevenir el sufrimiento fetal agudo o la muerte fetal súbita. El tratamiento farmacológico se expone de forma resumida en la Tabla 3.

Tabla 3. Resumen del tratamiento de la CEE.

Fármaco	Mecanismo de acción	Dosis	Efectos clínicos	Riesgo
Ácido Ursodeoxicólico (AUDC)	Ácido biliar hidrofílico que reemplaza a los ácidos biliares citotóxicos	15mg/kg día o 500mg bid	Mejora el prurito, disminuye las enzimas hepáticas y los niveles de ácidos biliares, uso seguro en el embarazo, no efectos adversos	C
Colestiramina	Protector de los canalículos biliares por desintoxicación de los ácidos biliares hidrofóbicos. Liga las sales biliares fuera de la circulación enterohepática e incrementa la excreción fecal	8 - 16 g/d	Disminuye el prurito sin efectos sobre los parámetros bioquímicos y mejora los resultados fetales. De sabor no agradable, constipativo. Deficiencia de vitaminas liposolubles	C
S-adenosyl metionina	Afecta la composición y fluidez de la membrana de hepatocitos	1000mg/d	Trata el prurito de forma variable	C

	Incrementa la metilación y la excreción biliar de los metabolitos hormonales			
Dexametasona	Suprime la producción fetal de estrógeno reduciendo los niveles de ácidos biliares	12mg/d	Menos efectivo en disminuir el prurito y los niveles de ácidos biliares	B
Fenobarbital	Induce a las enzimas hepáticas para que disminuyan los ácidos biliares	2-5mg/kg por día de forma oral	Disminuye el prurito en un 50%, no efectos benéficos respecto a los resultados del laboratorio, sin cambios en los resultados fetales	C
Antihistamínicos	Maneja el prurito por los efectos antihistamínicos	25-50 mg/d	Disminuye el prurito, sin efecto en las enzimas hepáticas ni en los resultados fetales	C

Sebiha Ozkan, Yasin Ceylan, Orhan Veli Ozkan, Sule Yildirim, Review of a challenging clinical issue: Intrahepatic cholestasis of pregnancy, Worl Jou Gastro, 2015 June 21; 21(23), 7134-7141

Seguimiento a pacientes ambulatorias
Tratamiento farmacológico.
Se realizará control bioquímico semanal (hemograma, bioquímica general, perfil hepático, pruebas de coagulación).Seguimiento de vitalidad fetal cada 1-2 semanas. Control de los movimientos fetales por parte de la gestante y signos de alarma para acudir a urgencias.

Controles ecográficos habituales según edad gestacional (no ha evidencia de insuficiencia placentaria en CEE). (Soto 2014, pp:1-11).

Conducta de acuerdo a riesgo de paciente
Alto riesgo: embarazo menor a 34 semanas si mejora ante el tratamiento se otorga el alta y seguimiento ambulatorio. Sino existe mejoría se aumenta la dosis del AUDC. Si persiste se recomienda maduración pulmonar e interrupción del embarazo. Cuando es mayor a 34 semanas, con mejoría clínica y laboratorio control, hasta las 37 semanas. En caso de no mejoría interrupción del embarazo previa maduración fetal. (Tabla 4)

Riesgo moderado: menor a 28 semanas tratamiento ambulatorio y control semanal. Entre 28 y 34 semanas internación del paciente, si responde al tratamiento se otorga el alta. Si no existe respuesta se aumenta dosis de AUDC, si pesar de esto no existe mejoría maduración fetal y terminación del embarazo. Diagnostico mayor de 34 semanas con buena respuesta al tratamiento, manejo ambulatorio hasta las 37 semanas. Sino responde valuar maduración e interrupción.

Bajo riesgo: tratamiento ambulatorio e internación a las 37-38 semanas. (Frailuna 2016, pp:1-13).

Tabla4. Criterios para finalización del embarazo en CEE según la clasificación por niveles de riesgo y edad gestacional.	
Alto riesgo	>34 semanas que no responden al tratamiento con MPF completa <34 semanas que a las 72 horas de una amniocentesis (Se realizará cuando se alcance la dosis máxima de AUDC, sin respuesta), persiste en este nivel de riesgo y tenga MPF completa.
Riesgo moderado	37 semanas
Bajo riesgo	37 semanas
Categoría especial	Las pacientes que por sus antecedentes patologías hepatobiliares no puedas encuadrarse dentro de lo tratado en este capitulo y requiera una decisión consensuada de un grupo de expertos.

PhD Estiú Maria Cecilia, Frailuna Maria Alejandra, Colestasis Intrahepática Gestacional, GPC Hospital Ramón Zarda, enero 2019, pp:1-27. MPF: maduración pulmonar fetal

BIBLIOGRAFÍA

1. Pan C. Perumalswami PV. Pregnancy-related liver diseases. Cliner Liver Dis. 2011 Feb. 15(1): 199-208.
2. Dra. Andrea Espinoza, Dra. Mariana Vilchez, Dra. Kembly Webb, Colestasis Intrahepática del Embarazo, Rev Med Sin Vol 4 Num:6 – junio 2019 pp: 14-23.
3. PhD Estiú Maria Cecilia, Frailuna Maria Alejandra, Colestasis Intrahepática Gestacional, GPC Hospital Ramón Zarda, enero 2019, pp:1-27.
4. Lee NM, Brady CW. Liver disease in pregnancy. World J. Gastroenterol. 2009 Feb 2009. 15(8):897-906.
5. Williamson Catherine MD, Victoria Geenes PhD, Colestasis Intrahepática del Embarazo, Obstet Gynecol 2014; 124:120-33
6. Cerrillo Martínez, Argüello González, Colestasis Gravídica: Etiología, Clínica, Diagnóstico y Tratamiento, Archivos de Medicina, octubre-noviembre, año 1, número 005, pp:1-15.
7. Guías de práctica clínica de la EASL: Manejo de la Colestasis Hepática, 2009, Jounal of Hepatology pp:237 – 267. Elsevier.
8. Sebiha Ozkan, Yasin Ceylan, Orhan Veli Ozkan, Sule Yildirim, Review of a challenging clinical issue: Intrahepatic cholestasis of pregnancy, Worl Jou Gastro, 2015 June 21; 21(23), 7134-7141.
9. Marschall HU, Wikström Shemer E, Ludvigsson JF, Stephansson O. Intrahepatic cholestasis of pregnancy and associated hepatobiliary disease: a population-based cohort study. Hepatology, 2013; 58: 1385-1391.
10. Floreani A, Gervasi MT. New Sights on Intrahepatic Cholestasis of Pregnancy. Clin Liver Dis. 2016 Feb- 20 (1): 177-189.
11. Henderson CE, Shah RR, Gottimukkala S, Ferreira KK, Hamaoui A, Mercado R. Primum non nocere: how active management became modus operandi for intrahepatic cholestasis of pregnancy. Am J Obstet Gynecol 2014; 211: 189-196
12. Soto Pino, Rodriguez Bravo, García Iglesias, Rodríguez Macías, García Marín, Estiú Cecilia, Guía clínica de la Colestasis Intrahepática en el Embarazo, 2014, pp:1-11.
13. Dra. María Alejandra Frailuna, Colestasis Intrahepática Gestacional (CIG), Consenso FASGO 2016, pp: 1-13

CAPITULO 8c

INFECCIÓN DE VIAS URINARIAS EN EL EMBARAZO
Gina Margarita Ruiz Torres

Las infecciones del tracto urinario (ITU) son comunes en mujeres embarazadas. Por convención, la ITU se define ya sea como una infección del tracto inferior (cistitis aguda) o del tracto superior (pielonefritis aguda). ITU (aguda cistitis y pielonefritis) y bacteriuria asintomática en mujeres embarazadas. (Thomas H y otros, 2019,p1)

Las mujeres embarazadas desarrollan de manera fácil infecciones de vías urinarias (IVU) debido a cambios funcionales, hormonales y anatómicos, además de la localización del meato uretral expuesta a bacterias uropatógenas y de vagina que acceden al tracto urinario. (Leon, W, y otros, 2013).

Los particulares cambios morfológicos y funcionales que se producen en el tracto urinario de la gestante hacen que la infección del tracto urinario (ITU) sea la segunda patología médica más frecuente del embarazo, por detrás de la anemia. (Herraiz, M. y otros, 2005).

En las pacientes embarazadas siempre se recomienda el cultivo bacteriológico de la orina para mayor certeza sobre el diagnóstico o microorganismo causal, si hay sospecha de infección de tracto urinario superior. (Bello,Z y otros, 2018, p2).
En el caso de una embarazada, se recomienda al menos una vez por trimestre; es una prueba de escrutinio que identifica a la bacteriuria asintomática, diagnostica a las que presentan sintomatología y permite, previa toma del urocultivo, iniciar el tratamiento antibiótico mientras se tiene identificado al agente causal. (Estrada,A y otros, 2010).

DEFINICION Y CLASIFICACION
La I.T.U se define como la existencia de bacterias en el tracto urinario capaces de producir alteraciones funcionales y/o morfológicas. Mediante el análisis de orina, debemos probar la presencia de bacteriuria significativa (> 100.000 unidades formadoras de colonias (UFC)/ml de un único uropatógeno recogida por micción espontánea en 2 muestras consecutivas, > 1.000 UFC/ml si se recoge por sondaje vesical, o cualquier cantidad si la muestra se obtiene por punción suprapúbica).

- – Bacteriuria asintomática (BA) (2-11%), cuya detección y tratamiento son fundamentales durante la gestación, pues se asocia a prematuridad, bajo peso y elevado riesgo de progresión a pielonefritis aguda (PA) y sepsis.
- – Cistitis aguda (CA) (1,5%).
- – Pielonefritis aguda (1-2%), principal causa de ingreso no obstétrico en la

gestante, que en el 10 al 20% de los casos supone alguna complicación grave que pone en riesgo la vida materna y la fetal. (Herraiz, M. y otros, 2005).

ETIOLOGIA
Los gérmenes causantes de infecciones del tracto urinario durante la gestación son los mismos que fuera del embarazo:
- Bacilos gramnegativos: fundamentalmente Escherichia coli (85% de los casos). Otros bacilos gram negativos como Klebsiella spp, Proteus mirabilis, Enterobacter spp, Serratia spp y Pseudomonas spp. son más frecuentes en las ITU complicadas y en pacientes hospitalizadas.
- Cocos grampositivos: Streptococcus agalactiae (4)

FISIOPATOLOGIA
La fisiopatología de la infección urinaria tiene como punto de partida el estudio de los mecanismos mediante los cuales las bacterias alcanzan el árbol urinario y se multiplican en él. Las diferentes vías de infección consideran el posible rol de los linfáticos y la infección por contigüidad; pero en la enorme mayoría de los enfermos con bacteriuria o pielonefritis, la vía de introducción bacteriana es la hematógena o la ascendente o retr6grada. En el adulto, la vía ascendente o retrograda constituye el mecanismo más importante de infección. Los gérmenes, desde el periné y desde la ropa, alcanzan a través de la uretra, la orina vesical. Este fenómeno se repite con relativa frecuencia, pero la bacteriuria no persiste, porque la multiplicación de microorganismos en la orina es la resultante de modificaciones de los mecanismos defensivos del árbol urinario más que de factores dependientes del germen.

Durante la gestación los factores hormonales y mecánicos contribuyen a cambios en las vías urinarias, como son: aumento del flujo sanguíneo y volumen vascular renal con un aumento del tamaño del riñón y en el gasto urinario, dilatación de uréteres, disminución del tono vesical y duplicación de su capacidad, hiperplasia e hipertrofia del trígono, y al final del embarazo, el útero desplaza a la vejiga, haciéndola más abdominal que pélvica, estos cambios facilitan la estasis urinaria y reflujo vesicoureteral y durante el tercer trimestre crean la oportunidad para desarrollo de infección sintomática de las vías urinarias.

FACTORES DE RIESGO
El principal factor de riesgo es el antecedente de ITU previo al embarazo. Del 24 al 38% de las mujeres que presentan bacteriuria asintomática en la gestación

tienen antecedentes de ITU sintomática.

En segundo lugar, las pacientes con malas condiciones socioeconómicas presentan una incidencia 5 veces mayor de bacteriuria asintomática durante la gestación. La drepanocitemia es un factor de riesgo que debe tenerse en cuenta fundamentalmente en la raza negra, pues duplica el riesgo de adquirir bacteriuria asintomática . La diabetes mellitus, incluida la diabetes gestacional, favorece la frecuencia de ITU y la aparición de formas más graves. Otras patologías predisponentes incluyen a trasplantadas renales, alteraciones en el tracto urinario, pacientes con lesiones medulares (vejiga neurógena) y gestantes portadoras de reservorios ileales. Como se enmarca en la tabla N° 1.

Tabla N° 1 Factores de riesgo para ITU

FACTORES DE RIESGO

- Antecedentes de infección urinaria previa
- Diabetes mellitus preexistente
- Diabetes gestacional
- Aumento de la paridad
- Estatus socioeconómico bajo
- Depranocitemia
- Trasplantadas renales
- Lesiones medulares (vejiga neurógena
- Portadoras de reservorios ileales.

BACTERIURIA ASINTOMATICA

Se define con la presencia de bacterias en orina detectadas por urocultivo (más de 100.000 unidades formadoras de colonias/mL sin síntomas típicos de infección aguda del tracto urinario (Leon, W, y otros, 2013).

Diagnóstico
El diagnóstico de bacteriuria asintomática se realiza mediante la búsqueda de bacterias de alto nivel crecimiento en urocultivo en ausencia de síntomas compatibles con infección del tracto urinario (ITU). (Thomas H y otros, 2019).

Según la Sociedad de Enfermedades Infecciosas de América recomiendan examinar a todas las mujeres embarazadas para detectar bacteriuria asintomática al menos una vez al inicio embarazo.

En 2008, el Equipo de Trabajo de Servicios Preventivos de EE. UU. (USPSTF) concluyó que había un alto nivel de certeza de que el beneficio neto de la detección de bacteriuria asintomática en mujeres embarazadas era sustancial y recomendó la detección de bacteriuria asintomática con cultivo de orina para mujeres embarazadas a las 12 a 16 semanas de gestación o en la primera visita prenatal. (Henderson, J y otros,2019).

Recolección de muestras: el diagnóstico de bacteriuria asintomática debe basarse en el cultivo de una muestra de orina recolectada de manera que minimice la contaminación. (Thomas H y otros, 2019).

CRITERIOS DIAGNOSTICOS
Para las mujeres asintomáticas, la bacteriuria se define formalmente como dos muestras de orina consecutivas evacuada con aislamiento de la misma cepa bacteriana en conteo cuantitativo de ≥ 10 unidades formadoras de colonias (ufc) / ml o una sola muestra de orina cateterizada con una especie bacteriana aislada en un recuento cuantitativo de ≥ 10 ufc / ml.

El manejo de la bacteriuria asintomática en mujeres embarazadas incluye antibióticos, terapia adaptada a los resultados del cultivo y cultivos de seguimiento para confirmar la esterilización de la orina.

Justificación del tratamiento: la bacteriuria asintomática durante el embarazo aumenta el riesgo de pielonefritis y se ha asociado con resultados adversos del embarazo, como parto prematuro y lactantes de bajo peso al nacer. El tratamiento antimicrobiano reduce el riesgo de desarrollo posterior de pielonefritis y se asocia con mejores resultados del embarazo (Thomas H y otros, 2019).

Tratamiento

Se trata con un antibiótico adaptado a el patrón de susceptibilidad del organismo aislado.

Las opciones potenciales incluyen betalactámicos, nitrofurantoína y fosfomicina (tabla 1). La elección del agente antimicrobiano también debe tener en cuenta la seguridad durante el embarazo (incluido la etapa particular del embarazo).

La duración óptima de los antibióticos para la bacteriuria asintomática es incierta. Cursos cortos de antibioticos de prefieren para minimizar la exposición antimicrobiana al feto.

La terapia generalmente es efectiva para erradicar la bacteriuria asintomática del embarazo, aunque una dosis única los regímenes pueden no ser tan efectivos como los regímenes ligeramente más largos

CISTITIS AGUDA

La Cistitis aguda es una ITU que afecta a la pared vesical y cursa con síndrome miccional, sin alteración del estado general.

La Cistitis aguda del embarazo debe considerarse como una ITU primaria independiente de las otras formas de ITU, puesto que, al contrario que la Pielonefritis, no depende de la existencia previa de bacteriuria asintomática. Suele presentarse en el segundo trimestre.

Clínica

Los síntomas de la cistitis aguda en la mujer embarazada son los mismos que en las mujeres no embarazadas e incluyen la aparición repentina de disuria y urgencia y frecuencia urinarias. (Thomas H y otros, 2019).

Suelen existir molestias suprapúbicas que aumentan a la presión, orina turbia y, en ocasiones, hematúrica. No hay fiebre, dolor lumbar ni afectación general. (Herraiz, M. y otros, 2005).
Diagnóstico

El diagnostico se confirma mediante un urocultivo positivo, aunque puede ser negativo hasta en el 50% de los casos. Ello se debe a 3 razones. En primer lugar, como demostró Stamm, la CA puede presentarse con cifras inferiores a 100.000 UFC/ml; en presencia de síntomas urinarios, un urocultivo con más de 100 UFC/ml se considera positivo. En segundo lugar, el cuadro de cistitis puede estar provocado por Chlamydia trachomatis, que no crece en los cultivos habituales. Estos casos se engloban en el denominado síndrome ureteral agudo o cistitis abacteriúrica, y en realidad corresponden a uretritis no gonocócicas.

En tercer lugar, puede deberse a que exista obstrucción del tracto urinario.
El sedimento de orina demuestra piuria (> 10 leucocitos/ mm3).

Tratamiento
Entre las opciones se admite la utilización de fosfomicina-trometamol en monodosis de 3 g o en pauta corta de 2 días (separada cada una de ellas por 3 días). Debe iniciarse de forma empírica tras recoger una muestra para urocultivo y antibiograma. (Herraiz, M. y otros, 2005).

Tabla N° 2. Dosis de antibióticos y duración del tratamiento de la cistitis y de la bacteriuria asintomática

ANTIBIOTICO	DOSIS	DIAS
Fosfomicina-trometamol	3 g/día	1
Nitrofurantoína	50 mg/6 h	7
Amoxicilina	250 mg/8 h	5
Amoxicilina/ácido clavulánico	250mg/8h	5
Ampicilina-sulbactam	375mg/8h	5
Cefalexina	250 mg/6h	5
Cefradoxilo	500mg/12h	5
Cefuroxima	250mg/12h	3
Cefixima	400mg/dia	3
Cefpodoxima	100mg/12h	3

Tomado de **Sociedad Española de Ginecología y Obstetricia (SEGO) 2005.**

PIELONEFRITIS AGUDA
La Pielonefritis aguda es una ITU acompañada de manifestaciones clínicas que sugieren afectación renal. Es frecuente en el embarazo, y ocupa el primer lugar entre las causas no obstétricas de hospitalización en la gestante. Debe

considerarse una complicación seria, puesto que es la principal causa de shock séptico y puede asociarse a trabajo de parto pretérmino.

Es más común en el segundo (45-50%) y tercer trimestre (40-45%) que en el primero (10%)45. El riesgo de recurrencia durante la misma gestación es del 15%. y a retraso del crecimiento intrauterino (Herraiz, M. y otros, 2005).

Clínica
La clínica suele establecerse en horas, y es fundamental para el diagnóstico

Los síntomas típicos de pielonefritis aguda en la mujer embarazada además del síndrome miccional e incluyen fiebre (> 38 ° C o 100.4 ° F), que cursa en picos (debido a la liberación de toxinas y pirógenos), dolor lumbar intenso y constante, unilateral o bilateral (se debe recordar el predominio del lado derecho), que se irradia siguiendo el trayecto ureteral hasta las fosas ilíacas.

Los síntomas de cistitis (p. Ej., Disuria) no son siempre presente. La orina suele estar concentrada y la piuria es un hallazgo típico. (1) Son frecuentes la sudoración y los escalofríos (que sugieren bacteriemia).

La puñopercusión renal es positiva y también pueden ser dolorosas la palpación de la fosa ilíaca y el fondo vaginal de ese mismo lado.
La aparición de hipotensión arterial, taquipnea, taquicardia y fiebre persistente o la no desaparición de la clínica tras 48 h de adecuado tratamiento antibiótico deben sugerir posibles complicaciones.

Diagnóstico
El diagnóstico es clínico y se confirma por el urocultivo positivo. En el sedimento de orina suele detectarse piuria y cilindros leucocitarios.

Entre las pruebas complementarias están:
- – Analítica completa: hemograma (existe leucocitosis con neutrofilia), función renal, electrolitos (al ingreso y a las 48 h de evolución).
- – Urocultivos: pueden ser negativos si la paciente se autoadministró antibioterapia.
- – Hemocultivos: positivos en el 15% de los casos. El microorganismo debe coincidir con el aislado en el urocultivo.
- – Ecografía renal: se puede observar pelvis dilatada, cálculos renales y alteraciones anatómicas como duplicación ureteral.

Tratamiento

El tratamiento de la pielonefritis aguda en mujeres embarazadas incluye ingreso hospitalario para el uso de antibióticos parenterales, hasta que la mujer esté afebril durante 24 a 48 horas y sintomáticamente mejorado. La terapia con antibióticos se puede convertir en un régimen oral adaptado al perfil de susceptibilidad del organismo aislado después de la mejoría clínica. Siguiendo el curso de tratamiento, los antibióticos supresores se usan típicamente durante el resto del embarazo para prevenir la recurrencia. (Thomas H y otros, 2019).

Tabla N°3. Tratamiento antibiótico de la pielonefritis aguda según la Sociedad Española de Ginecología y Obstetricia (SEGO)

Primera Opción	Dosis	Duración
Amoxicilina-ácidoclavulánico	1 g/8 h i.v. 14 días	14 días
Cefuroxima axetilo	750 mg/8 h i.v.	14 días
Ceftriaxona	1 g/24 h i.v. o i.m.	14 días
Segunda opción		
Aztreonam	1 g/8 h i.v.	14 días
Fosfomicina		
Gentamicina o tobramicina	100 mg/kg/día	14 días
	3 mg/kg/día i.v. o i.m.	14 días

Tomado de Herráiz, M., Hernández, A., Asenjo, E., Herráiz, I. (2005).

BIBLIOGRAFÍA

1. Thomas, H., Kalpana, G. (2019), Urinary tract infections and asymptomatic bacteriuria in Pregnancy, (p1-27) UpToDate, recuperado de:
2. https://www.uptodate.com/contents/urinary-tract-infections-and-asymptomatic-bacteriuria-in-pregnancy (1)
3. Leon, W., Villamarin S., Velasco S. (2013), Infeccion de Vías Urinarias en el embarazo, Guia de practica clinica. (p1-33), recuperado de: http://instituciones.msp.gob.ec/documentos/Guias/Guia_infeccion_v_u.pdf
4. Herráiz, M., Hernández, A., Asenjo, E., Herráiz, I. (2005), Infección del tracto urinario en la embarazada, (p1-7). Elsevier, recuperado de :
5. https://www.elsevier.es/es-revista-enfermedades-infecciosas-microbiologia-clinica-28-articulo-infeccion-del-tracto-urinario-embarazada-13091447

7. Infeccion urinaria y embarazo.
8. https://www.mscbs.gob.es/biblioPublic/publicaciones/docs/vol29_2InfecUrinariaEmbarazo.pdf
9. Bello, Z., Cozme, R., Pacheco Y., Gallart, A., Bello, A. (2018), Resistencia antimicrobiana en embarazadas con urocultivo positivo, (p1-6), Revista electrónica Dr Zolio, recuperado de:
10. file:///C:/Users/hp/Downloads/1433-3878-1-PB%20(2).pdf
11. Estrada, A., Figueroa R., Villagrana, R. (2010), Infección de vías urinarias en la mujer embarazada. Importancia del escrutinio de bacteriuria asintomática durante la gestación, (p2-5), Medigraphic. Recuperado de: https://www.medigraphic.com/pdfs/inper/ip-2010/ip103e.pdf

13. Henderson, J., Webber, E., Bean, S. (2019), Screening for Asymptomatic Bacteriuria in Adults, (p1-6). Revista JAMA. Recuperado de: https://jamanetwork.com/journals/jama/fullarticle/2751725?appId=scweb

www.ingramcontent.com/pod-product-compliance
Lightning Source LLC
Chambersburg PA
CBHW041947240526
45473CB00036B/2416